养生「大讲坛」

一学就会的奇效小偏方

小病
治疗妙方

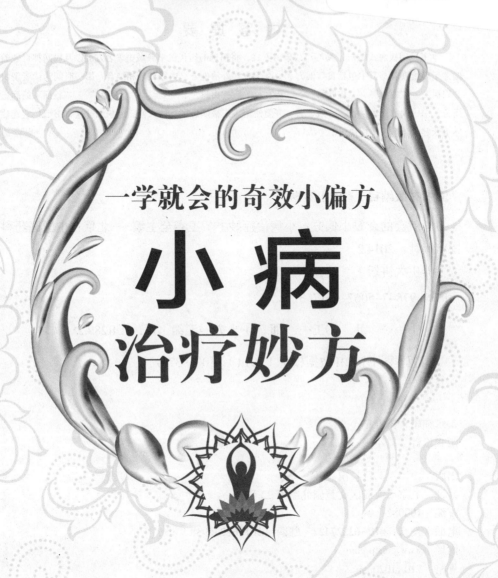

主编◉王春全

中国医药科技出版社

内 容 提 要

　　本书运用板块式结构＋贴心小故事的方式，将精选的历代医学典藏中著名方剂以及民间神奇效验偏方呈现给读者，其中包括食疗偏方、中医偏方、外治偏方，内服外治相结合。第一时间为读者解决"外科"、"内科"、"皮肤科"、"五官科"、"男科"、"妇科"、"儿科"、"急症"的病患痛苦。书中偏方简单易行、疗效显著、方便使用，正被病患困扰的人们，赶快翻开这本书吧！它能让你重获健康体魄，幸福快乐的生活！

图书在版编目（CIP）数据

　　一学就会的奇效小偏方：小病治疗妙方 / 王春全主编. —北京：中国医药科技出版社，2014.2

　　（养生大讲坛）

　　ISBN 978-7-5067-6617-3

　　Ⅰ．①一… Ⅱ．①王… Ⅲ．①土方－汇编 Ⅳ．①R289.2

　　中国版本图书馆CIP数据核字（2014）第005937号

美术编辑　　陈君杞
版式设计　　郭小平

出版　中国医药科技出版社
地址　北京市海淀区文慧园北路甲 22 号
邮编　100082
电话　发行：010-62227427　邮购：010-62236938
网址　www.cmstp.com
规格　710×1020mm $\frac{1}{16}$
印张　14½
字数　205 千字
版次　2014 年 2 月第 1 版
印次　2017 年 7 月第 6 次印刷
印刷　北京市密东印刷有限公司
经销　全国各地新华书店
书号　ISBN 978-7-5067-6617-3
定价　29.80 元
本社图书如存在印装质量问题请与本社联系调换

编委会 ▶▶▶

前 言

人都是吃五谷杂粮的，自然免不了生病。当人体一旦出现病痛的时候，就需要求医问药了。

可是在当下，要想上医院看病，那可不是一件容易的事。要早早起床去医院挂号，各种科室、专家信息让人看得眼花缭乱，大病不说，若是一些小病小痛去医院，太贵太麻烦，实在划不来，扛过去？又怕拖延成大病，自己难受也有风险，怎么办？

其实，在生活中有很多的小病痛，诸如腹泻、发烧、青春痘、流鼻血、烫伤、烧伤、磕碰伤等，是不必花费时间和金钱去医院治疗的，只要用一些小妙招，这些小病痛就能轻松解决。

本书正是基于这个目的而编撰的，根据不同病种和群体分类，为读者介绍了各种防止生病和得小病的治疗求药方法。当人体有了小病痛，每位读者能从本书中学到一些必要的医学知识，并找到自己适合的小妙招，从而得心应手地面对生活中可能碰到的各种小病痛。也许还可以为全家提供小病救助，做家人的家庭医生，帮助家人早日康复，让生活变得更简单幸福。

本书告诉您如何与疾病相处，告诉您警惕身体的信号，告诫各位读者如何治疗小病，避免小病发展成为大病。

本书中的所有偏方均来自传统经典医药典籍和作者多年行医经验的总结，每一个小妙方都经过了患者亲身验证并确定行之有效。我们编撰此书本着从患者角度出发，用最经济、最有效、最安全的方法为患者治疗各种初发病、慢性病及其疑难杂症，方便患者在家中进行自我治疗。每一个病例均有偏方、使用方法和案例供患者参考，患者可结合自身情况相对照，应用很方便。每一个妙方里所要用到的食材或者药材，都很容易获取，经济又实惠。

在此还有一点重要说明，本书适合小病痛患者使用，如患者有重大疾病，应及时去医院就诊，以免延误病情。

最后，衷心希望每一个人做自己健康身体的主宰者，祝福您健康、幸福、平安！

编　者

2013年10月

目 录
CONTENTS

第二章　外科，小偏方让你拥有健康生活 / 45

第三章　皮肤科，小偏方帮你严防"第一道健康防线" / 59

第四章　五官科，小偏方让你耳聪目明、口鼻健康 / 79

第七章　儿科，小偏方为宝宝撑起"健康"保护伞 / 163

第一章

内科，小偏方让健康从"里"开始

失眠，给自己做碗"酸枣仁粥"

小偏方

酸枣仁 30 克，粳米 100 克。首先，将酸枣仁捣碎，然后浓煎取汁备用；然后粳米煮粥，粥半熟的时候加入酸枣仁汁，完全煮熟之后就可以食用了。

贴心小故事

我的表妹叫李萍，她本来是个皮肤很白皙的女孩，但是前几个月在家庭聚会上见面时，我发现她本来白嫩的面容上，出现了非常明显的黑眼圈。不仅如此，整个人看上去还很疲惫，一脸的倦容。

具体表现

入睡困难，断断续续不连贯，过早地醒来，醒后不能再继续睡，有睡眠不足、全身乏力、倦怠感觉。

我问她："萍儿，你最近工作很忙吗？怎么看上去很累的样子？"

李萍无奈的摇摇头，说："哎，最近总是失眠，很烦。经常要躺很久才能入睡，好不容易睡着了，有一点声音就会被吵醒，然后就怎么都睡不着了，你看我的黑眼圈！"一边说，李萍一边指着自己的黑眼圈。

这时候，我突然想到，我之前失眠，同事曾教我的治疗失眠的小偏方。我对李萍说："给你个治疗失眠的小偏方，你回去试试，我曾经试过，很管用。"

李萍来了精神，迫不及待地问："真的吗？快说说，是什么？"

我说："就是'酸枣仁粥'，中医认为，酸枣仁性味甘、平，入心肝经，有养心安神，敛汗生津的功效。'酸枣仁粥'性质平和，甘补酸收，有非常好的补养心肝、收敛心气的功效，是养心阴、益肝血而宁心神的良药。《本草纲目》认为，这个偏方"主治心腹寒热，邪结气聚，四肢酸痛湿痹。久服安五脏、轻身、延年"。药理研究证明，'酸枣仁粥'有镇静、催眠、镇痛、抗惊厥、降温、降血压及兴奋子宫作用，能抑制咖啡因引起的兴奋，对改善心神不安、心悸失眠、虚烦不眠等症非常有效。"

听我说完，李萍表示要回家马上试试。前几日，李萍约我去逛街，见面时，我发现她的精神好多了，黑眼圈也不见了，整个人看上去活力十足。她开心地说："姐，我听你的话，回家给自己做'酸枣仁粥'，坚持吃了很久，现在真的完全不失眠了，每天吃的香，睡的好，精神头足了，连心情都好了！"看到李萍开心的样子，我顿时对小偏方更加膜拜了！

注意 本品有兴奋子官作用，故孕妇慎用。

偏头痛，让"紫菜蛋花汤"显神功

小偏方

取干紫菜100克，鸡蛋2个。将二者下锅煮成汤即可服用，每日1~2次。另外，也可以每天吃点海苔（零食）。

具体表现

头部一侧或双侧额颞部位疼痛，呈搏动状。

贴心小故事

小李是一家报社的新闻记者，平时总是在大街小巷寻找各种新闻线索，晚上则坐在电脑旁敲字组稿。这不，最近他发现了一条非常有争议的新闻，为了争取上头条，小李这几天更是连续加班，孜孜不倦地写稿。

由于接连几天的超负荷工作，小李感觉大脑一直处于兴奋状态，太阳穴两边突突地跳个不停，疼痛难耐，拼命按着也无济于事，而且还伴有呕吐感，小李感觉痛苦极了。其实这不是他第一次偏头痛发作，由于工作性质，连续2年来，只要工作繁忙的时候，偏头痛就会发作。每次他都忍着，实在痛得难以忍受的时候还吃过止痛药，但是作为一名知识分子，小李也知道止痛药吃多了伤身体，于是这次，小李在朋友的陪伴下来到了我的诊所。

听完小李的诉说，我告诉他："偏头痛看起来小，但是发作起来疼痛难忍，会影响人的正常生活和工作。目前偏头痛的机制医学上还没有研究清楚，过去认为偏头痛发作与血小板功能异常、一氧化氮系统功能障碍及合成、释放失衡、神经介质异常等有关。但是西医学经过研究后发现，在治疗偏头痛的机制中，镁离子扮演着极其重要的作用，体内缺镁的话会诱发偏头痛，镁影响着上述每一个环节。"

"镁？那就是要多吃含镁的食物了？"小李马上领会道。

"是的，我这里告诉你一条治疗偏头痛的小妙方，非常灵，那就是每天喝一两碗紫菜蛋花汤。这道方子最重要的就是紫菜，因为紫菜含有丰富的镁，有"镁元素的宝库"之美誉，100克的紫菜中就含有460毫克镁。另外，鸡蛋中含镁量也颇高，1千克鸡蛋中含有230毫克镁。因此，每天喝紫菜蛋花汤能有效预防及治疗偏头痛。"我对小李说道。

"镁治疗偏头痛在临床上有什么实验证明吗？"不愧是搞新闻的，对认识事情都有一探究竟的欲望。

"有一个经典案例。有人曾将重度偏头痛患者随机分成两组，其中一组静脉滴注镁剂以补充镁，另外一组则吊生理盐水，没想到结果差异非常明显。静脉滴注镁剂的那组偏头痛患者恢复率为100%，而吊生理盐水的恢复率则为7%。另外，让偏头痛患者口服硫酸镁来治疗偏头痛在临床上也取得了不错的效果。像你这种情况，可以通过食疗来治疗偏头痛就能取得较好的效果。对了，你可以在工作间隙多吃点海苔，也能补充镁元素，还能给人补充能量。"我对小李解说道。

小李心服口服地点点头，表示回去后就食用紫菜蛋花汤。

一个月后，我在诊所接到小李的电话，电话里小李的声音很轻快，他告诉我，一个月来他每晚回家都会喝上一碗鲜香的紫菜蛋花汤，写稿的时候就嚼嚼海苔，果真偏头痛发作的次数越来越少，这一个月来，偏头痛只发作了两次，他电话里对我表示感谢。作为一名医者，看到患者康复无疑是最大的安慰，我告诉他，他应该继续食用紫菜蛋花汤。

注意 紫菜含碘丰富，因此甲亢病人或者有甲亢家族病史的人要慎服紫菜，以免加重病情或者诱发甲亢。

初期感冒，赶快喝"生姜猪瘦肉汤"

小偏方

取生姜适量，连同100克剁碎的瘦猪肉一同煮汤，每天早晚各喝一次，连喝3天。

贴心小故事

最近这段时间，气温冷热交替，不少人患上了感冒，诊所里的一位名叫莉莉的小护士也患上了感冒。

早上我到诊所的时候，就听见她在不停地打喷嚏，还有流鼻涕的现象，莉莉皱着个眉头对我说道："刘大夫，我感冒了，要不给我开点药吧，或者打点滴，这样更快些，感冒太难受了。"

我一听说道："你小小年纪，怎么一生病就想着吃药打针呢？以前的人感冒咳嗽等小毛病可是根本就不上医院的，往往是'就地取材'，厨房里就有不少'药品'呢。像你这感冒初期，连喝3天生姜瘦猪肉汤就能痊愈了，方便有效又健康。"

"真的这么有效吗？刘大夫，我听说感冒的话是不能吃猪肉的呀。"莉莉反问道。

我笑着说道："并不是不能吃，而是不要吃太油腻的食物，因为感冒的时候人体的免疫能力比较弱，消化慢，不能使得人体的抗病毒能力发挥很好的作用，只要控制肉量和肉的软硬就可以了。我给你的这款治疗感冒的方子非常有效，生姜味辛性温，可解毒发汗解表，与热汤的温补作用相结合，可以促进机体的血液循坏，起到发汗通窍的作用。而且猪肉富含脂肪和蛋白，感冒初期适当吃点猪肉能加强营养，提高抵抗力。你只要每天喝2次，连续喝3天，初期感冒即可治愈。"

听闻我给她的小妙方后，莉莉表示回家就试试这道方子，果然第三天上

具体表现

流鼻涕、频打喷嚏、发热、咳嗽等初期感冒症状。

班的时候，莉莉就很高兴的对大家表示，她的感冒完全好了。

注意 不少人一感冒就喜欢吃抗生素，打点滴，把感冒当成病来治，这是有弊而无益的。中医里认为"感冒是万病之源"，但感冒初期时，及时"出手"，就能扼杀感冒于"萌芽"状态。

姜丝萝卜汤，治疗感冒没商量

小偏方

取生姜20克，白萝卜50克。生姜切丝，白萝卜切成薄片，一同放入锅中，加适量水煎煮20分钟后加适量红糖，再煮2分钟即可服用。每日1次，连喝4天。

贴心小故事

囡囡才10个月，调皮可爱，很是惹人爱。可是这两天由于天气的变化，囡囡感冒了，小鼻子呼哧呼哧的，更令妈妈心疼的是，晚上睡觉的时候还鼻塞，影响了囡囡吃奶和睡眠。可是囡囡才10个月，这么小的宝宝就要吃感冒药吗？妈妈很担心药物的副作用会影响囡囡的健康，于是带着她找到了我。

囡囡此刻依偎在妈妈怀里，看起来很乖巧，感冒导致她不如平常活跃。除了有鼻塞现象，囡囡还有轻微咳嗽的症状。

我点点头，对囡囡妈说道："孩子还太小，现在是秋冬季节，小孩很容易吹风受凉而引起感冒。对这么小的孩子，我们都是不主张服药打针的，不到万不得已不会推荐。你孩子是轻微的风寒感冒，回去给宝宝熬些姜丝萝卜汤，连喝几天，感冒就能缓解，这比吃药打针强多了。"

囡囡妈妈喜色浮上脸："真的吗？大夫，喝姜丝萝卜汤就能治好我宝宝的

具体表现

感冒引起的浑身酸痛，流鼻涕，咳嗽，发热等症状。

感冒？如果不用吃药的话真是太好了。"

"是的，生姜的提取物具有兴奋血管运动中枢和交感神经的作用，促进血液循环，可使机体发汗解热、健胃止痛，在秋冬季节，生姜对于风寒感冒具有发散风寒的作用。萝卜具有'土人参'的美誉，营养丰富，富含蛋白质，氨基酸，糖类，维生素A、B族和大量的维生素C，以及多种钙、磷、铁等元素。有专家研究，缺乏维生素A容易患感冒，因为维生素A的缺乏会降低人体抗体反应，降低免疫力，而萝卜补充维生素A的效果最为强大，萝卜中的芥子油可促进人体肠胃蠕动，促进消化，增强食欲，萝卜所含的木脂素还可以提高巨噬细胞的活力，吞噬各种病毒性细胞。所以常吃萝卜，好处很多。"我对囡囡妈妈耐心地解释道。

"这样我就放心了，谢谢你了大夫。"囡囡妈妈很满意地离开了诊所。

4天后，囡囡妈妈带着宝宝来复诊，妈妈很高兴地对我说道，自从用了我给她的那个小妙方后，囡囡喝了四天的姜丝萝卜汤，感冒就好转了很多。

我告诉她，可以再给宝宝喝上几天，感冒痊愈需要一个过程，一般7天到半个月的时间可以完全好转。另外，每天多带宝宝晒晒太阳，秋冬季节阳光少，给宝宝适量补钙以此增强免疫力。

注意 如果宝宝不喜欢喝姜丝萝卜汤，可以加适量红糖调味。另外，萝卜服用有禁忌，不宜和人参、橘子、柿子同食。

牛蒡汤，在家可自制的退烧药

小偏方

将牛蒡洗净后研磨成泥状，用纱布包裹滤出汁液，加入适量蜂蜜或者糖来调味，小孩每次喝一杯（约100毫升），大人每次喝2杯，一天喝3次。

具体表现

因扁桃体炎、喉咙抵抗力不佳引起的发烧。

贴心 小故事

晚上下班后，我刚回到家中，就接到我表妹贾玲打来的电话，电话里她显得很焦急，原来是她的儿子涛涛发烧了。

"姐姐，涛涛发烧了，37.7摄氏度，而且他喉咙还很痛。怎么办呢？你下班了？本来打算去你诊所给他打针的。"贾玲着急地说道。

"晚上10点了。你别着急，这温度不算高。我教你一个法子，你到药店买一些牛蒡给涛涛煮汤喝，让他喝一碗睡觉，如果温度有升高的迹象，用温水给他擦拭胳肢窝；手心、脚心和大腿内侧来物理降温，明天再让他喝上3次牛蒡汤，你看看效果，如果烧还不退，你再到诊所来找我吧。"我对贾玲说道。

第二天下午，贾玲带着涛涛来了。我还以为是涛涛烧没退，没想到贾玲说道："吃完早饭，喝完牛蒡汤不久，温度就恢复正常了。姐姐，牛蒡汤这么神了？还能退烧？"

我说道："牛蒡煎的汁液对于扁桃体炎、咽喉炎等有消炎清凉的作用，可消除疼痛。另外，牛蒡汤还有解热的作用，尤其对于因喉部炎症引起的发烧，退烧效果更佳。毫不夸张地说，牛蒡是深藏不露的天然补品，富含丰富的水分、蛋白质、矿物质、维生素和膳食纤维。牛蒡可以清除体内垃圾，促进新陈代谢，因此得到了'大自然的最佳清血剂'的美称，牛蒡的营养价值在中国古代很早就有记载，李时珍就曾在《本草纲目》中记载牛蒡能'通十二经脉，除五脏恶气'，'久服轻身耐老'的功效，可见常服牛蒡可增强机体免疫力，还可以延缓衰老。春夏时候的牛蒡最适合实用，可清热解毒，开咽利声，牛蒡有股特殊的涩味，其涩味有很强的消炎抑菌效果，对于喉部炎症引起的发烧具有退烧作用。比如小孩最容易因呼吸道感染引起发烧，所以家中常备牛蒡是有好处的。"

"真是太棒了，又跟你学了一招，姐。"贾玲对我说道。

我也乐了："你也不错呀，自从有了孩子，你都快成半个医生了。以后如果涛涛再遇到咽喉炎、扁桃体炎或者发烧，让涛涛直接用牛蒡汤来漱口，每天漱口20次，30次，甚至更多，这比直接服用牛蒡汤的效果要好。不过，如果用牛蒡汤来漱口的话，浓度就不需要很浓，将牛蒡剁碎后熬成5%浓度的汤就可以了。"

贾玲连连点头称是。

注意 牛蒡还可以用来煲汤、凉拌，做成各种美食。因为牛蒡含有大量铁质，牛蒡削皮后容易变成黑褐色，因此削皮后切好的牛蒡最好放入清水中浸泡，由于牛蒡的特殊味道，做菜时加入一根胡萝卜能中和牛蒡味道。另外，牛蒡皮也含有很多营养成分，所以也可以不去皮，清洗干净就行，不放心的话用粗布擦洗即可。

止咳祛痰涎，选择"萝卜胡椒饮"

小偏方

取中等大小的白萝卜1个，白胡椒10粒，生姜适量，陈皮1片。将上述材料一同放入炖盅加水煎煮半小时，每天分2次服用，连续服用3天。

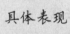

具体表现

风寒或者慢性支气管炎引起的咳嗽多痰。

贴心小故事

周末，我打算回家看看母亲。走到老家门口，就听见一阵频繁的咳嗽声，伴随着咳痰的声音，我一看，这不是母亲么？难道感冒了？

看到我的到来，母亲说道："这连天温度下降，有些着凉了，再加上我的慢性支气管炎，这不，咳嗽还有痰，甭提多难受了。"

听闻后，我二话不说就去菜市场，买了根白萝卜和生姜，又去老家附近的中药店买了陈皮。回到厨房后，我便忙开了，母亲坐在一旁看着说道："闺女，你这是忙啥呢？"

"妈，我给你做道萝卜胡椒饮，可止咳祛痰。"我边说边削白萝卜皮，"是用白萝卜、陈皮、生姜，在加几粒白胡椒煮成的汤，对你这种因风寒咳嗽和慢性支气管炎引起的咳嗽多痰有治疗作用。"

看着母亲一脸不可置信的表情，我继续边忙边说道："白萝卜味辛性寒，可清热解毒，白萝卜里所含的白芥子油和淀粉酶等，能促进胃肠消化、宣肺解表、止咳化痰、宽胸利膈作用；陈皮则能理气开胃、燥湿化痰，现代药理研究证明，陈皮具有平喘、祛痰和消炎作用；生姜味辛性温，可发汗解表、清热解毒，是治疗风寒感冒引起的咳嗽、多痰、流鼻涕，发热等症状的常用食材；还有胡椒，胡椒味辛性热，温中散寒之效力强大，能宣能散，能开胸中寒痰冷气，对中焦寒湿、肺寒痰多引起的症状有调理与治疗之功。这四味食材合用，定能化痰止咳、宽胸利肺。"我将四味食材一同放入锅中，和母亲一起等着。

大约 30 分钟后，我将煮好的萝卜胡椒饮递给母亲，嘱咐她喝下去，并告诉她需要连喝 3 天。我在离开家前，将做萝卜胡椒饮的方法告诉母亲，要她自己煮汤喝。

在我离开家的第四天，母亲就打电话给我，说连喝了 4 天的萝卜胡椒饮，咳嗽好了很多，痰也没以前那么多了，再过几天就能完全好了，电话里还连连称赞萝卜胡椒饮的强大功效。

注意 此方对寒咳作用明显，但如果是热咳，或者是阴虚燥咳，则本方不适用。寒咳的症状一般表现为痰白稀，呈现泡沫状，流清涕，并伴有胃寒怕冷，舌淡红、苔薄白等症状。而热咳则表现为咽喉肿痛、口干舌燥，痰结浓或者干咳无痰，舌苔黄等症。

"夜嗽"，芝麻冰糖水来帮你

小偏方

取生芝麻 10 克，冰糖 2 粒，生姜 50 克。将生芝麻捣碎后备用，生姜捣碎后取汁备用，将捣碎后的生芝麻和生姜汁连同冰糖放入碗中，用热水冲服。每天早晚各服用 1 碗，如果夜咳严重的话可加服 1 碗，连服 20 天。

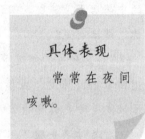

具体表现

常常在夜间咳嗽。

贴心小故事

老公的老家在乡下，我公婆二人在乡下有了几亩良田，种种瓜果粮食，有时候恰逢收获季节，老两口在家干农活确实很累，而我和老公二人在城市里都有自己的工作，回去帮忙的时间非常少。

这天，我从诊所下班回家后看见老公正坐在沙发里抽烟，满脸愁容的样子。我于是问原因，原来这段时间以来，由于农活繁忙，公公整日里下地干活，很是劳累，一受累就开始咳嗽，尤其是在夜间，咳嗽尤为严重，极度影响了睡眠。为此，公公也去求过医，西药和中药吃了不少，但是吃的时候见效，不吃又开始反弹，实在不得已才打电话给我们。

老公是个孝子，本来一直为自己不能回家帮父母干活很是愧疚，碰上这种事更是令他难受。我略一思忖，向老公建议两人都休假几天回家看看父母，老公非常高兴。

到老家后，我就钻进厨房忙活起来，公婆很好奇我在做什么，于是我直接告诉他们："我打算给爸爸做芝麻冰糖水，再加上生姜，每天喝2碗，吃上一段时间后，对夜咳能起到治疗作用。"

公公怀疑地问："不能吧，我药都吃了不少了，你这芝麻加冰糖就能治咳嗽了？"

我微笑不语。在我的监督下，公公还是每晚都服用一碗芝麻冰糖水，连服了15天，公公很高兴地对我说道："嘿，媳妇，你这招还真灵，服用了这芝麻冰糖水后，夜里咳嗽少多了，现在睡眠也比以前好些了，看来这比药灵，不愧是学医的。"

老公也感激地望着我。15天的假期过去了，我和老公启程回自己的小家，临走之前，我嘱咐婆婆再给公公熬几天芝麻冰糖水。在回来的路上，老公很好奇地问起芝麻冰糖水的神奇功效，我解释道："咳嗽一般分为外感咳嗽和内伤咳嗽。外感咳嗽又分为热咳、寒咳和燥咳，内伤咳嗽分为痰浊咳嗽和阴虚咳嗽。爸爸夜咳无痰，属于外感咳嗽加阴虚咳嗽，旨在润肺生津，才可治疗。芝麻味甘性平，富含油脂，可养肺肾，冰糖则具润燥止渴的功效，二者合用，可滋阴润燥，对阴虚咳嗽效果尤佳。这道方子中还要加上生姜，因为生姜汁具有润肺解表、止咳的作用，对长期在户外工作的人群，可起到祛除外感风燥之邪的功效。"

老公说到："家里有一个学医的老婆真是个宝呀！"

回到家中约过了一个星期，公公就打电话来，声音很是振奋，说夜间咳嗽的症状好得差不多了。

注意 由于此方的治疗原理在于润肺生津，因此咳嗽痰多的患者不宜服用。

呃逆，八角茴香汤效果佳

小偏方

取茴香（大茴香和小茴香均可）100克，剁碎后连同两碗水下锅煎煮至一碗水时，加适量蜂蜜调口感服下，可连服1个月。

具体表现

因胃寒引起的频繁呃逆。

贴心小故事

暑假快过去了，女儿芳芳从她姥姥家刚度完暑假回来。这天，我们一家三口坐在餐桌上吃饭，芳芳非要端一杯冷饮，边喝边吃饭，明知道对胃不好，奈何她不听我和老公的劝，只得由她去。

没想到吃完饭后，芳芳开始打嗝，打了有半个小时都没有停止。我猜想可能是喝了那杯冷饮的原因，没想到芳芳还告诉我，暑假经常打嗝，只要吃点冷饮、冰淇淋之类的就会打嗝，而且一打嗝就要打好久。我寻思着她脱离了我的管束，加上姥姥的宠爱，在姥姥家肯定是吃了不少冰凉食物。我于是要她伸出舌头给我看，果不其然，只见芳芳的舌苔上一层厚厚的"白霜"，这是明显的由于胃寒引起的呃逆，即打嗝症状。

我心里又气又心疼，批评了她几句，随即进厨房给她煮了一碗八角茴香汤，为了便于下咽，我在八角茴香汤里加了蜂蜜。自那以后，我严令禁止芳芳吃冷饮，并且让她每天都喝碗八角茴香汤，如此喝了一个月，芳芳呃逆的症状慢慢消失，到后面几乎没有呃逆了，而且胃口也好了很多，舌苔上的"白霜"几乎不见了。

的确，喝八角茴香汤是止呃逆的好方法。八角茴香有强烈的香味，这种香味具有驱虫、温中止呕、祛寒健胃的功效，而且八角茴香中的主要成分茴香油能够刺激胃肠神经血管，以此促进消化液的分泌和肠胃蠕动，达到缓解胃痉挛、止呃逆的目的。

注意 八角指的是大茴香，中医里还有一味药叫小茴香。小茴香在医书里也被记载为具有"温中止呕"的功效，适合胃气上逆的呃逆。所以小茴香也一样适用于止呃逆，小茴香可在药店里面购买。

老母鸡炖参芪，胃下垂不用愁

小偏方

取红参10克，黄芪25克，老母鸡500克，加生姜2片，水适量，盐适量，隔水蒸约2个小时，分早晚2次服用，吃肉喝汤，每周吃1次，连续吃6周。

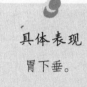

具体表现

胃下垂。

贴心小故事

今天，我在诊所迎来了第一位女患者。我定睛一看，来者穿着时尚，看起来非常年轻，但是体型消瘦，脸色不佳。

女患者名叫欢欢，今年刚刚20岁，如此年轻却患上了胃下垂。在我的询问下得知，欢欢为了保持窈窕的身形，用了各种不适当的减肥方法，例如吃药、节食、催吐等等，因此造成了胃下垂。

"我这么年轻，怎么就得了胃下垂呢？现在胃口非常不好，吃一点就饱了，少吃又容易饿，一饿双手就发抖，甚至冒虚汗。站立和行走的时候会感觉上腹有牵拉感，这真的令我非常难受。"欢欢一脸的焦急。

"其实胃下垂不仅仅是老年人的'专利'，现在非常多的年轻女性，尤其是20岁左右的女性，患胃下垂的概率非常大，特别是体型干瘦的女性。有人曾对32274名女性进行胃肠照相，结果发现有109名年轻女性患胃下垂，其中71%为20岁以下的女青年。这是因为在快节奏的社会中，20岁左右的女性精神往往处于紧张状态，为了保持体型采取各种不良的减肥方式，有时候进食不规律，暴饮暴食导致的。"

"那么大夫，我应该怎么治疗呢？"欢欢很是着急。

"胃下垂的人有食欲差、食后胀满、胃肠蠕动慢、消化不良等症状，是因为中气下陷，脾气不升而导致阳气不举，因此也有了你所说的一饿就手发抖或者冒虚汗的症状。胃下垂在西医上没有特别疗法，在中医上则以温中健脾，益气升举为治疗原则。我给你一道中药药膳，你回去照着方子做，就是用红参、黄芪炖老母鸡，每天吃肉喝汤，每周吃一次，连续吃一个半月，胃下垂的症状能得到好转。在这道方子中，红参和黄芪都是温中补气的良药，而老母鸡肉味甘性温，可以调补脾胃，与红参黄芪合用，可以达到温中健脾，升举胃体之功效，平常吃这道药膳也能起到强身健体的作用。"我对欢欢说道。

欢欢点头应着，并说过一两个月后来复诊。

在欢欢离开诊所的时候，我还告诉她，胃下垂的人最好注意劳逸结合，这样才不会使得胃下垂加剧。

2个月后，欢欢再一次来到我的诊所。这次，她的脸色看起来比上次要好，更丰盈些了。据她描述，服用了近2个月的参芪老母鸡汤，她感觉肠胃不适的感觉好了很多，胃口好了，人也精神了些。她告诉我，除了喝神奇老母鸡汤外，她还每天参加适量运动，并且还用艾灸的中医疗法来辅助治疗胃下垂，没想到，短短2个月，胃下垂的症状就好了这么多。

注意 胃下垂的人必须注意，不能饥饿过度，因为饥饿会导致胃肠功能的退化，消化和吸收食物的功能更是下降，长期下去，胃下垂必定加剧。

胃痛，"橘络生姜红糖水"来帮你

小偏方

取橘络 5 克，橘络为橘子皮内层的筋络，生姜 10 克，切碎。一起放入水中煎煮 10 分钟，去渣留汁，加入适量红糖调味，即可服用。早晚各服用 1 次。连服 1 个星期，胃痛症状即能缓解。

其体表现

经常食用生冷食物造成的虚寒胃痛。

贴心小故事

敏敏今年 18 岁，别看年纪轻轻却有胃痛的毛病。这可让她妈妈——黄女士大为着急。

"刘医生。敏敏今年就要高考了，可是时不时胃痛，很耽误学习，有时候还请假回家休息，我可操心了，你看看有没有什么法子能调理一下？"

我听后，抬头观察敏敏，发现她舌苔淡白，摸她的脉，脉缓而虚，据她自己说，她大便稀，食欲也不太好。于是我再按她的胃部，她说胃痛的时候按下腹部会感觉比较舒服。我心里有了个大概，于是问道："你平时是不是经常吃生冷食物？"

"是呀是呀，就爱吃冰粥、冷饮之类，是不是因为这，所以才把胃吃坏了？"黄女士抢着说道。

"在中医上来讲，认为胃痛一般是有寒邪侵袭，饮食不定或无度，忧思伤脾造成的。您女儿的胃痛，根据她自己的描述，可以判断是由于胃部虚寒引起的胃痛。"我告诉黄女士。

"那应该吃什么药调理呢？"

"我给你一个偏方，在我的诊所，有不少虚寒胃痛患者用这个偏方治好了。你也拿回去试试，没有效果的话再过来吧。你每天用橘络配合生姜煎水，加红糖调味给她吃，早晚各一次，连服一个星期胃痛就能好转很多。"

两个星期后，黄女士带着敏敏又来到了我的诊所。与上次有所不同的是，这次敏敏的脸上没有胃部不适的痛楚，脸色也不像上次那样苍白，而黄女士则笑容满面。她一见我高兴地说道："刘医生，您真是一位好大夫呀，上次用了您给我的方子，敏敏的胃痛真的好了很多，已经一个礼拜都没有犯了。敏敏说一定要来感谢你，还想咨询您为什么橘络生姜红糖水有这么强大的功效？"

我笑着说道："橘络可是个好东西，可是几乎所有人在吃橘子的时候都会把橘络丢掉。其实橘络性平味甘苦，有通络止痛，理气化痰，燥胃祛秽的作用，对于痰滞引起的胸痛、咳嗽痰多等有很好的治疗作用。生姜则由于它的味辛性质，可温中止呕，散寒解表，健脾暖胃。红糖呢，大家都知道，可温经散寒，活血化瘀。将这三种食材配伍，健脾暖胃，止痛散寒之功了得。对于敏敏这种虚寒胃痛最是适合，而且就算是慢性胃炎、脾胃虚弱的人，若胃部有虚寒症状时，也是可以服用此方的。"

"原来是这样，刘医生，通过这次，我觉得医学很强大，很神奇，我也打算报考医学系。"一旁的敏敏突然说道。我和黄女士相视一笑。

注意　此方适合虚寒引起的胃痛，若是由于饮酒嗜辣引起的胃部灼痛以及胃出血等症状，是不能用此方的。

"全腹按摩"，解决"胃炎"不用愁

小偏方

两手四指并拢，指尖置于中脘穴处，顺着呼吸缓慢用力下压，待呼吸 10 次左右后慢慢抬起，重复做 5 次；两手相叠在上腹部，手心放在胸骨柄剑突下，以此为中心做顺时针和逆时针按摩各 30 次；然后再用此法以神厥穴为中心，在神厥穴（即肚脐）处顺逆时针方向各按摩 30 次；按摩两腿的足三里穴位 2 分钟。

具体表现

嗳气、胃酸、反胃、恶心、胃痛等胃炎症状。

今天我和大学时候的一位校友见面，见面的时候我大吃一惊，我记得印象中的王欣是个健康有活力的美女，而此次见面却觉得她脸色苍白，瘦弱无力，整个人看起来没有精神。看到我惊诧的眼神，王欣也感觉颇尴尬。

吃饭的时候，王欣终于对我说道，她患慢性胃炎有四五年了，这四五年来，她看过很多医生，吃过很多药，但是胃炎依然没有治好，嗳气、反胃、胃酸、胃痛等症状依旧伴随着她。得知我开了一家个人诊所，想特地来请教请教我，除了吃药外，还有没有什么其他方法来治疗胃炎。

得知了她的需求，我对她说道："我这还真有个法子，你可以试试。但是需要长期坚持，那就是对腹部进行按摩，按摩对胃炎有辅助治疗作用。但是我建议药物治疗不能停，在药物治疗的基础上再进行腹部按摩，二者配合效果会更明显。如果随着胃动力的逐渐增强，可以在医生的指导下减少甚至停止药物。"

看着她期盼的眼神，我继续说道："进行全腹按摩，主要是针对腹部上的穴位进行按摩，主要是针对神厥穴、中脘穴和上腹部进行按摩，另外也可以按摩两腿上的足三里穴。多按摩这几个穴位对胃部均有很好的调理作用。中脘穴，位于肚脐正中直上四寸，心口窝上边正中（即胸骨体下端）到肚脐正中的二分之一处，在中医上有'腑会中脘'的说法，意思是中脘穴汇集了五脏六腑的经气，首先按摩中脘穴，可使得气血易流通，疗效更好，此穴能调理中气，健脾利湿，对胃部反酸、胃痛、呃逆、作呕等症状均有治疗作用。神厥穴即肚脐眼，中医上认为脐为先天之本源、生命之根，又为后天之根源，可以说，神厥穴与人体的五脏六腑、四肢百骸、皮毛骨血等有着密切的联系，多按摩神厥穴能健脾补肾，调理肠胃。足三里穴位不在腹部上，而在双腿外膝眼直下三寸（约四横指），距胫骨约一横指处。为什么也要按摩足三里穴位呢？中医上有'拍打足三里，胜吃老母鸡'的说法，这绝不夸张，多按摩敲打足三里穴位可消除疲劳，增强免疫，还能调动并促使胃经的气血运行，达到调肠化滞，调中理气的作用，治疗胃酸胃胀胃痛等肠胃疾病。"

王欣笑道："老同学，我真是佩服你呀，当年在大学，你这选修的第二专业成为了你最骄傲的职业了。我百分百相信你，你把按摩的方法给我写下来，我回去就每天照做。"

我答应着，找了纸笔开始写方法，口中还念叨："名医孙思邈就说过，'腹宜常摩，可祛百病'。西医学也认为按摩腹部好处很多，例如可以增加腹肌的血流量、增强胃肠内壁肌肉的张力及淋巴系统功能等。好了，给你。"

自那以后，我有好长一段时间没有和王欣联系，突然有一天，她造访了我的诊所，这次相见真令我高兴，大学时的风采又重新回到了王欣的身上。她兴奋地告诉我，她每天都进行全腹按摩，配合胃炎的药物，胃一天天好转，每一次到医院检查，医生总说她的胃炎疾病在向良性方面发展，服用的药物一再减量，现在吃的药比以前少多了。毫不夸张地说，我给她的小妙方功不可没。

注意 按摩腹部的时候，如有放屁、打嗝和肠鸣的情况属于正常的生理反应。另外，按摩腹部虽然安全无害而有效，然而在某些时候是不宜采用的，比如妊娠期、经期，胃肠穿孔、恶性肿瘤的人群也不能按摩腹部。

治疗哮喘，"姜瓜麦芽膏"效果好

小偏方

取南瓜 5 个，生姜汁液 60 毫升，麦芽糖 1 千克。现将南瓜削皮切块放入锅中，加水煮，煮至南瓜极烂后，用纱布绞取汁，将南瓜汁液连同备好的生姜汁液一同放入锅中，加入麦芽一起用小火煮，煮成膏状。将姜瓜麦芽膏放入密封罐中保存，每晚睡前服用 2 匙，如果哮喘严重者，每天可服用 2 次。

具体表现

哮喘引起的呼吸急促，喉咙痰鸣，胸闷恶心等症状。

贴心小故事

老王身体挺好，就是有一个毛病伴随他 15 年了，那就是哮喘，而且一到春季，柳絮飞舞，花朵盛开的季节哮喘发作的特别频繁，发作起来夜不能寐，而且呼吸困难，胸闷气短，加上喉咙痰鸣，甭提有多痛苦了。

为了治疗哮喘，老王吃了不少药，但是效果都不太明显。这个周末老王来诊所找到了我。

我告诉他："哮喘一般多和患者与外界接触引起的过敏有密切关系。在中医里有一种说法，叫'内科不治喘，外科不治癣'，意思是哮喘极其难治，西医上治疗哮喘更是没有好办法，中医上认为哮喘虽然难根治，但是却可以利用中医有效控制哮喘的发作。在中医上认为哮喘是因为肺、脾、肾三者失调引起的，而且依据冬病夏治的原理，认为哮喘最好的治疗时机在夏季。现在正值夏季，我认为这是您治疗哮喘的好时机。"

老王问道："为什么夏天治疗哮喘更好呢？我应该用什么方法来治疗？有没有什么不需要打针吃药就能控制的好办法？"

我笑道："哮喘在夏季症状都较轻，而一到冬季就加重了。而夏天阳气最盛，这个时候治疗哮喘有利于扶正体内阳气，达到调阴阳、补虚损的作用。如果您哮喘发作起来严重的话，一定的药物治疗也是不可免的，但是可以配合一道偏方一同使用，效果会更好，这道偏方就是姜瓜麦芽膏。就是利用南瓜、生姜汁和麦芽熬成的膏，每天吃一点，对哮喘有很好的辅疗作用。"

这些东西厨房很常见，看老王的表情，显然不太相信。

我接着说道："您还别不信，这道偏方治疗哮喘是有奇效的。比如南瓜，从中医上讲，南瓜有消炎止痛，补中益气，解毒杀虫，益心敛肺的强大功效，对人体产生的气虚乏力、支气管哮喘、蛔虫、痢疾等有治疗作用；生姜味辛性热，可温经散寒；麦芽味甘性温，有补虚健脾、润肺止咳、滋养强壮之功。三者合用，可达温经散寒，止咳平喘，益气润肺之功。"

"原来如此"，老王恍然大悟，连连表明回家后就做姜瓜麦芽膏，配合哮喘的药物一起。我告诉他，用此方后如果效果好，可在医生的指导下减轻药物的用量。

不出我所料，过了大半年，已经是冬季了，我再一次见到了老王，他乐呵呵地告诉我，自从用了姜瓜麦芽膏这道偏方后，哮喘的症状有所减轻，而且发作的时间也越来越长，以前他只要一到冬季，哮喘就会频繁发作，而现在正值冬季，最近2个月都没有发作。

注意 此方中一定要选择老南瓜，不要选择嫩南瓜。因为老南瓜中的钙、铁以及胡萝卜素等元素的含量都比嫩南瓜高，这些营养物质对治疗哮喘也是有一定作用的。

"山药乳鸽"，巧治肺结核

小偏方

准备乳鸽2只，山药100克，干香菇10朵，枸杞子10克。将乳鸽去毛、去内脏洗净后放入沸水中焯一下，捞起来冲洗干净备用。将山药去皮后切片备用，香菇泡发待用；将乳鸽、香菇、山药放入锅中，加入葱姜蒜、盐、料酒等，再放入蒸笼中蒸约2小时。佐餐用，每周3次。

具体表现

肺结核引起的全身乏力、咳嗽、夜间盗汗、手足发热、痰中带血丝等症状。

贴心小故事

王子刚今年40岁，他发现自己经常咳嗽，痰不多，但有时候痰中还带血丝，加上周身乏力，一到下午面色潮红，晚上睡觉有盗汗现象，不得已他去医院检查，被医生告知得了肺结核。这可令他很痛苦，因为他是一名销售经理，平常要和人打交道，而肺结核是一种高传染性疾病，他很怕传染给客户和同事。加上家里有小孩和老人，他也会忌惮这点，怕家人也被传染。现在同事们都有意无意避开他，而且在家里，他都是和家人分开寝具、餐具用，这种"受冷落"的滋味不好受。

他找到我，向我讲述他的病情，发泄他的烦恼。我安慰他："肺结核是可以治愈的。如今患肺结核的白领越来越多，由于工作压力大，三餐无定时，加上长期久坐，办公环境不通风，才让结核病菌趁虚而入。肺结核病人最担心的莫过于传染，其实这也不必太过担心，据调查，中国每年有40%的人都会感染结核病菌，但实际上发病的只有300/100000，这说明，很多人就算是感染了结核病菌也是不会发病的。由此可见，结核病人应该提高自身的免疫能力，家人也应该多锻炼提高免疫力。"

"话虽如此，治疗肺结核有没有什么有效的法子？"王子刚一脸的痛苦。

"你这刚发病，建议及时治疗，听从医生的医嘱，我再给你一道偏方试试，能为治疗肺结核助一臂之力。那就是每周吃3次山药炖乳鸽，再加香菇、枸杞子食材。民间有一鸽顶九鸡的说法，营养非常丰富，富含蛋白质，而且乳鸽也易于消化，可滋补益气，增强免疫力。山药味甘之润，可健脾养胃、补肺益肾，是润燥佳品，对于肺结核引起的手足心热、干咳少痰，目赤颧红等症有治疗作用；香菇由于其高蛋白、多氨基酸、多维生素的营养成分，可以提高人体的免疫力，预防肺结核的感染与传播。总的来说，山药炖乳鸽这道偏方能益精补虚、润肺降火，是肺结核病人的理想食疗。"

"谢谢医生，回去后我让家人给我做这道食疗。"王子刚便离开了诊所。

时间就这样过去了，几个月后我接到了王子刚打来的电话，他在电话里对我表示感谢，说他听从医生的医嘱治疗，外加我给的食疗偏方，肺结核治愈了。今天在医生做了个痰化验，说没有结核菌了。

注意 肺结核传播的主要途径是飞沫传播，因此肺结核病人不要当着别人的面讲话，打喷嚏和咳嗽的时候应该用手巾捂着。肺结核患者的饮食应遵从高营养、高蛋白的原则。另外山药有收涩作用，因此便秘人群不要服用。有了肺结核应积极治疗，只要规范治疗，95%的肺结核是能治愈的。

冰糖木耳，帮你摆脱支气管炎

小偏方

取黑木耳25克，泡发后剪去黑木耳根蒂，连同25克冰糖放入碗中，加入适量水，放在一个大锅里隔水蒸2小时后，即可食用。每天3次。

具体表现

长期咳嗽、咳痰，嗓子出现喘音等。

贴心 小故事

坐在我面前的小孩，小名叫虎子。人如其名，虎头虎脑，有着一张惹人怜爱的笑脸。但是精神看起来不好，就像霜打的茄子一样，蔫蔫的。

和虎子坐在一起的是他的妈妈黄女士，只见黄女士着急地对我说："医生，我的孩子才2岁，上个月得了肺炎，输液输了一个星期好了，没多久喉咙里又有了喘音，有痰，还咳嗽，又得了支气管炎，我真的是很着急。上个星期带他打了一个礼拜的消炎针，病情有所好转，医生说不用继续输液了，但是孩子还是有点咳嗽，还有痰，我想咨询下，能够做雾化吗？或者有没有其他的方法能让孩子尽快康复？"

可怜天下父母心，孩子一生病，最遭罪的就是父母。我对黄女士说道："雾化一般针对严重的支气管炎，或者孩子呼吸不顺畅的时候采用的紧急治疗方法。我观察了下，你儿子现在的情况不算严重，轻微咳嗽，我认为不用做雾化，你也不用太担心，给孩子回家食疗，康复的进程会加快。"

听我这么说完，黄女士的脸色有些好转："那么大夫，在家里吃些什么对孩子的支气管炎恢复得更好呢？"

"每天喂孩子吃两三次冰糖木耳，会好得更快。黑木耳营养非常丰富，有补血润肺和止咳的功效，另外，黑木耳里面的胶质对气管有很好的修复作用，冰糖则能养阴生津，润肺止咳，冰糖加木耳合用，可加强滋阴补肾，润肺止咳之功效，很是适用支气管炎所导致的咳嗽有痰、咽干、喉咙发痒等症状。孩子还小，打针吃药也是迫不得已的方法，孩子能吃药就不打针，能食疗就不吃药。"我对黄女士说道。

黄女士非常感激地离开了诊所。

过了一个礼拜，我接到黄女士的电话，她在电话里告诉我，虎子的支气管炎已经好了，不咳嗽了，也没痰了，又恢复了往日的活泼。

注意 冰糖含糖量高，所以尽量不要在晚上睡前服用。另外，支气管炎的早期症状轻微，一般在冬天发作，春暖后缓解，所以一旦发现就应积极治疗，如果形成了严重的支气管炎，则症状发作起来不分季节，长年存在。家中若有支气管炎患者，应注意卫生，注意通风，加强体育锻炼，增强机体免疫力。

老年慢性支气管炎，"附子生姜炖狗肉"来帮忙

小偏方

熟附子 10 克，生姜数片，狗肉 1 斤。先将狗肉洗净后切块，放入砂锅内加水炖，煮沸后，加入附子和生姜，再加入盐、八角、料酒、生抽、葱蒜等调料，一同煲 2 小时，直至狗肉烂即可食用。

贴心小故事

周末，我在家休息，接到朋友李海潮的电话，他在电话里咨询我关于老年慢性支气管炎治疗的方法。

具体表现

寒痰伏肺，天气稍变化则咳嗽、四肢胃寒怕冷等阳虚型老年慢性支气管炎症状。

原来李海潮的爸爸是个多年的老年慢性支气管炎患者，最近天气忽冷忽热，反复无常，一不小心，老年慢性支气管炎又犯了，咳嗽有痰，还有畏寒怕冷、尿频等症状。

听完李海潮的叙述，我心里就有了底。我和他就老年慢性支气管炎的问题聊起来："你爸爸这是阳虚型的老年慢性支气管炎。现在天气寒冷，最是容易发病，让你妈妈多给他做附子生姜炖狗肉，可以有效治疗并预防老年慢性支气管炎。因为在我小的时候，我爸爸也有慢性支气管炎，那个时候，一到冬天，非常寒冷的时候，我妈妈总是会做附子生姜炖狗肉给爸爸吃，我和姐姐弟弟也吃，每次都吃得起劲，感觉非常舒服，全身都暖洋洋的。那种感觉至今回想起来，就如饮酒浅酌，治病又养生，真的非常不错。一冬天，我们就经常吃这道汤食，我爸爸的支气管炎竟然无形中就好了。后来我学医，才知道附子生姜炖狗肉可是老年慢性支气管炎的'克星'。附子在西医学里运用得非常广泛，许多医者把附子作为一味回阳要药。回顾我国历史上附子的用法，东汉张仲景便创立了许多以附子为主的扶阳汤药，例如，像附子理中汤、桂附地黄丸、四逆汤等等。附子性热燥烈，因此温阳散寒之功了得，加上性热

23

味辛的生姜，能开能发，因此化痰作用明显，很适合老年慢性支气管炎的咳嗽多痰，痰质地清稀的症状。另外，狗肉性温，是壮阳补肾之佳品，冬天食狗肉能温肾散寒，壮阳化痰。总之，这道方子中的食材均为大热之品，阳虚型的机体食用后，会带来生机与活力，还能治疗老年慢性支气管炎。"

李海潮在电话那头乐了："刘大夫，我佩服你，好嘞，回家就让我妈炖狗肉。"

后来，我和李海潮还联系过几次，最近的一次，他说道，吃了一个冬天的附子生姜炖狗肉，他爸爸的体质增强了很多，犯支气管炎的频率比以前少多了，他爸爸连连称赞附子生姜炖狗肉的功效。

注意 这里需要注意的是，这道美味并不是人人都适用，吃前，先要检查一番，如果有口干舌燥、舌体发红，就是体热的人，是禁止吃的，否则容易上火；还有因内热引起的咳喘病人也不宜服用，毕竟附子和狗肉都是性大热之品，只有具备了阳虚症状的人，才适合吃这道精品养生药膳。

急性支气管炎，"枇杷叶粥"很有效

小偏方

取 20 克左右的枇杷叶，洗净后用纱布包好后放入锅中，加入200毫升的水煎煮至100毫升的水，然后滤渣取汁，将汁液和 100 克粳米、适量冰糖再放入锅中，加入适量水煮成较稀的粥。每天早晚各服用一碗，5 天为 1 个疗程。

贴心小故事

入秋以来，由于气温下降，空气干燥，气候对气管的刺激很大，是易发支气管炎的原因。我在诊所就接待了不少由于急性支气管炎发作而来就医的婴幼儿，婴幼儿由于抵抗力弱，身体发

具体表现

先干咳，再发展为有少量气管分泌物，严重的话感觉恶心呕吐，发烧，以及头痛、胸痛。

育还不完善，在秋季很容易诱发急性支气管炎，引发咳嗽、发烧、呕吐、恶心等症状，令家长们无不担忧。

想到这，我于是给附近的小区和学校发了宣传单，宣传单的内容就是如何预防并治疗秋季孩童的急性支气管炎。此举赢得了很多家长的赞扬，不少人带着孩子来诊所向我道谢，说我宣传单上宣传的食疗方——枇杷叶粥治好了他们孩子的急性支气管炎。

为什么枇杷叶粥能治好急性支气管炎呢？秋季患支气管炎多是由于风燥之邪入侵导致的，特点是咳嗽，有痰，痰黄黏稠，流浊涕，口干舌燥，还会引起发烧等症状。而用枇杷叶连同粳米煮粥，则是治疗此种支气管炎的好方法。枇杷叶性寒，可滋阴润肺，止咳降气，《本草纲目》记载"枇杷能润五脏，滋心肺"，另外，枇杷中还含有苦杏仁苷，这种成分是能止咳祛痰的，可治疗各种咳嗽。所以，当妈妈的一定要细心发现，一旦发现宝宝有热痰咳嗽，发热等支气管炎症状，就用枇杷叶粥来对症治疗。

注意 枇杷是以清肺化热痰见长的，适用于急性气管炎，因此因为寒凉引起的咳嗽呕吐者，以及脾虚泄泻者不能服用。

胆囊炎不用愁，找"玉米须"帮帮忙

小偏方

取 50 克玉米须，洗净后放入砂锅中加适量水煎煮，煎煮约 1 小时后，即可过滤取汁引用。

贴心小故事

一天，我去朋友陈青家做客，在她家边聊天边吃水果。只见陈青的婆婆端出一盆水煮玉米，招呼我们吃。刚煮出的玉米香味扑鼻，上面还有不少玉米须。陈青的婆婆樊老太笑道："招呼不周

具体表现

食后胀饱，嗳气，右胁隐痛，进食油腻后的恶心、呕吐等胆囊炎症状。

了，我帮你把须给去掉。"我也随口笑说道："现在人吃东西就是很精致，以前的人都吃米糠，虽然口感不好，但是那层麦麸可是最有营养的。再比如这玉米，玉米须也是宝呢，治疗胆囊炎最是好。"

没想到我这句话引起了樊老太的兴趣，她问道："玉米须能治疗胆囊炎，这可稀奇了。我老伴就有胆囊炎，每次吃完后就感觉胀饱不舒服，嗳气恶心，稍微吃油腻点就呕吐，这可真令人操心，今儿还真是巧了，刘大夫，您说说用玉米须治疗胆囊炎是怎么个治疗法呀？"

我说道："是嘛？那您以后就多给他煮玉米须茶喝就可以了。每次取50克左右的玉米须，放在砂锅里用水煮一个小时，取汁喝就可以了，味道甜甜的，用来治疗胆囊炎，经济又实惠。别小看玉米须，玉米须用处大着呢。在中医里，玉米须又叫'龙须'，味甘性平，中医认为玉米须具有利水消肿，理气止痛，泄热通淋，平肝利胆的功效，所以对胆结石、胆囊炎患者有很好的治疗作用，可缓解胆囊炎带来的右胁下隐痛、嗳气等症状。另外，夏天暑气重，喝龙须茶还有清热凉血，利水消肿，祛除体内湿气的作用。玉米须还可以给三高人群服用，总之，龙须茶可作为保健茶饮用。"

"没想到，小小的玉米须，竟然作用如此大，真是孤陋寡闻了。今天还真是感谢你呢，不然我还不知道有这样一个方法来治疗胆囊炎。好嘞，我这个夏天就给老头子煮'龙须茶'咯。"樊老太高兴地说道。

我和陈青相视一笑。

后来通过陈青的转告，她公公喝了一个夏天的"龙须茶"，胆囊炎引起的右胁下隐痛、嗳气、恶心呕吐等症状真的缓解了很多，胃口也比以前好多了。

注意　玉米须虽然保健功效很多，但是如果病人想要长期饮用，最好在医生的帮助下分析病情和体质再做决定。

腹痛，"生姜当归饮"效果佳

小偏方

当归 50 克，生姜 150 克。生姜切丝后连同当归放入炖盅中，加入 5 大碗水，用火煎煮至 2 碗水，一天分 3 次服用。连服几天。

贴心小故事

还没到上班的时间，就有一位约莫 50 岁左右的妇人焦急地在诊所等着我，看到我的到来，她马上焦急地道出原委："医生，我女儿上周刚生产完，生后第四天，她就感觉腹痛，这几天，一直没有缓解，还有越来越痛的趋势。我还带她去医院看了，医生说产后腹痛，转到妇产科去了，结果妇产科排查了各种原因，说没问题，又转到普外科了，普外科也排除了外科诸症，医院说西医诊疗规范，查不出病因也没办法。这不，我就想着，也许中医有办法。"

原来如此，我问道："你女儿在生产的时候有没有受凉？"

她说道："我女儿说她生产的时候，产房开的空调太冷，请问这有影响吗？"

"你女儿除了腹痛还有其他症状吗？"我继续问道。

"虽然她说腹部痛，但是按压没有压痛点，而且呈阵发性绞痛，痛得厉害的时候全身发抖，牙关战抖，四肢冰凉，面呈青色，还有拉肚子的倾向。"她补充道。

我瞬间明了，这位妇人的女儿是在产房受寒导致的"产后腹中痛"。

我告诉她原因，并说道："针对你女儿这种情况，其实用当归生姜煮汤给她喝就能治好的。因为她是在产房中受寒导致的腹痛，当归是女人之要药，具有温经散寒，暖肾回阴，化瘀止痛，通络活血的作用，对于产后寒凝所导致的腹痛、产后瘀血内阻，气闭不行导致的产后晕厥、恶露不绝等均有非常

具体表现

女子产后腹痛、月子痛、盆腔炎等妇科疾病导致的腹痛以及男女寒疝腹痛。

好的治疗效果，而且药理实验也证明，当归对子宫有兴奋和抑制的双向调节作用，能缓解痉挛疼痛，还能活血行血，保护子宫。生姜则性温味辛，能够缓解阴寒导致的腹痛。其实生姜当归饮不仅仅适合产妇服用，对月经有血块导致的腹痛，以及男女寒疝导致的腹痛都有很好的效果。"

听完我的话，这位妇人喜出望外地抓了药便离开了。

过了一周，我看见她拎着水果来到我的诊所，一见我就拉着我的手热情地说道："您可真是神医呀，用一道小方子就治好了我女儿的腹痛，我太感谢你了。月子对女人太重要了，幸亏遇到了您。我女儿按照您给的方子服用后，第一天腹痛减轻了少许，面色有转和，第二天四肢也不冷了，腹痛好了不少，现在腹痛的症状也没有了。"

注意 此道小妙方不是每个人适用的，寒性腹痛的人群可以使用，如果是热性腹痛的人群就不能使用，否则会加重病情。热性腹痛的症状有阴虚火旺，目赤肿痛，口干舌燥等。

腹泻，"马齿苋粥"一喝就灵

小偏方

取马齿苋 100 克，粳米 100 克。现将马齿苋洗净后用沸水焯水，洗去黏液，切成段备用。粳米洗净后放入锅中加水煮，煮至半熟时加入马齿苋，再煮 10 分钟后，调入盐、味精即可。一天喝 2 次，连喝 3 天。

具体表现

腹泻。

贴心小故事

晚上，我看完电视准备梳洗睡觉。这个时候门铃响了，一道焦急的声音传来："刘大夫，我是楼下康康的爸爸，有点事想麻烦你！"

我连忙开门，只见康康爸爸神情紧张，一副手足无措的样子："刘医生，康康不晓得怎么回事，现在拉肚子，在卫生间蹲了好长一段时间了，整个人看起来没有精神，脸色很苍白。你说该怎么办呀？"

我询问康康今天吃了什么东西，康康爸爸有些心虚地说道："他妈妈昨天出差去了，我中午就带他在楼下的小饭馆随便吃了点东西，可能是不太干净，肠道有所感染了吧。"

我再次问道："那孩子有发烧吗？"

康康爸爸支吾了半天说道："可能有点吧。"

我叹口气，说去他家瞧瞧。到他家后，果然看见康康小小的身子蜷缩在沙发上，看起来很难受的样子。我摸摸额头，还好不怎么烫。康康软软的声音对我说他今天拉了四五次了，我想康康是得了急性腹泻。

我马上对康康爸爸说道："赶紧给孩子煮一碗马齿苋粥，给孩子连喝三天，每天喝两次，腹泻就能好了。另外，让孩子多喝水。用这个方法治疗急性腹泻完全够了。"

康康爸爸连声应着，到厨房忙去了。

三天后，康康和爸爸来到我家，他爸爸向我表示感谢，说用了我给他说的方法，第二天，康康的腹泻就有所好转了，第三天就完全不拉了。他很好奇，马齿苋这么常见的一道菜，居然有止腹泻的作用。

我笑道："的确，马齿苋不起眼。现在这季节，正是马齿苋生长的好时期，匍匐在地上。看起来如此平庸的菜，实际上用途非常大，李时珍在《本草纲目》里就赞扬过马齿苋的功效，认为其有清热解毒，消炎散瘀，益气消肿的作用，对治疗小儿痢疾、腹泻、小儿丹毒等效果尤其显著，药理学研究认为，马齿苋的效果和很多止泻药的药效相同，相比于抗生素更安全，没有任何毒副作用。夏天用马齿苋来做粥，或者剁碎了包馄饨，凉拌等都是可以的，能帮助小儿止泻，还能增强肠胃功能。而且在国外，马齿苋已经走进了餐馆，是很多客人都争相点的一道绿色佳品。"

康康爸爸大为惊叹："真是长见识了，没想到马齿苋居然有这么强大的作用。"康康也笑了。

注意 如果孩子腹泻厉害的话，最好到医院给孩子化验大便，察明腹泻原由，再对症下药。另外，马齿苋具有使子宫平滑肌收缩的功效，因此产妇禁食。

便秘，"菠菜猪血"通便不用愁

小偏方

菠菜200克，猪血200克，将菠菜洗净，猪血洗净切开，加500毫升水煮成一道菠菜猪血汤，加调料后即可上桌。每天1次，连吃1周。便秘好转后也可以常服。

贴心小故事

俗话说，便秘乃万病之源，便秘听起来是小事，但是却让人非常难受。今天，我就接待了一位便秘患者。

这位患者姓孔，今年65岁，坐在我面前的孔大爷，很瘦，脸色无华，他向我倾诉他的痛苦："医生，我便秘有好长一段时间了，排便困难导致痔疮出血，一周只解一次大便，经常感觉喉咙干燥，还有心慌头晕的现象。"

我听闻后，摸了下孔大爷的脉，又观察了一下他的舌头，正如我所料，孔大爷舌红少津，脉细无力，加上他所描述的症状，孔大爷是因为血虚阴亏导致的便秘，这种类型的便秘通常高年龄的人易患。

我告诉他："给您一道食疗方，回家每天喝菠菜猪血汤，便秘很快就能好转。"

孔大爷说道："为了治疗便秘，我用了很多方法，喝酸奶，按摩腹部，吃药，吃蔬菜，运动等等都不见效，我都快没有信心了，而便秘又实在痛苦。您说的菠菜猪血汤，我真的很怀疑功效。"

我笑道说："大爷，您这是血虚阴亏导致的便秘，年龄大的人最容易得，因为胃中有热，阴津和阴血等有形物质匮乏，导致肠道得不到津液和血液的滋润，大便在肠道涩滞难行，产生便秘，而菠菜猪血汤最适合血虚阴亏的人

具体表现

血虚阴亏引起的便秘症状：形体瘦削，咽干津少，心悸头晕，舌红少津，大便秘结，痔疮出血。

群。菠菜又叫波斯菜，性甘凉滑利，有润燥消渴，通利肠胃，养血补血的作用，猪血的营养价值也非常高，含铁、钙丰富，有'液体肉'的美称，《医林纂要》言其'利大肠'，意思是猪血有润肠通便的作用，还能清除肠道内的沉污渣垢，吸灰尘和金属颗粒。因此老师、金属作业者、清洁工等人群也应该多吃猪血。如此可看，菠菜猪血有软肠通便，润燥生津，补血止血的作用，而且经济实惠，味美价廉，每天和菠菜猪血汤，能除便秘，又能满足口感，何乐而不为呢？"

我的解说通俗明了，孔大爷终于乐呵呵地回去了。一个星期后，孔大爷托人给了我反馈，说他喝了三五天的菠菜猪血汤，大便就通畅多了，现在每一两天大便一次，几分钟就搞定了，再也没有之前的那些痛苦了。

注意 引起便秘的因素很多，在选择便秘的治疗方法时，应该先找出便秘的原因再对症下药，如此才能见效，切不可盲目治疗。

便秘很痛苦，核桃是解药

小偏方

每天吃 5 颗左右的核桃。

贴心小故事

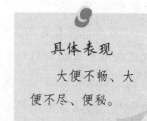

具体表现

大便不畅、大便不尽、便秘。

杨叔叔今年 60 岁，今天，他在儿子杨强的陪伴下，走进了我的诊所，脸上尽是痛苦的表情。

原来杨叔叔是来买肠清茶、番泻叶和开塞露之类通便的药物，顺便还要灌肠一次。

他们在等着抓药的时候，我看杨叔叔一脸痛苦的表情，便关心问道他是不是便秘。

杨叔叔说道："是呀，我这便秘呀，有一两年了，便秘虽然不是什么大病，但是非常痛苦，最近又有一个星期没拉了，肚子胀得受不了了，整个人感觉很沉重，不知道是不是便秘的缘故，这一两年来，老是忘事，记忆力差得很，我看呀，我都要得老年痴呆了。哎，也不知道用什么方法好，以前喝那些肠清茶、番泻叶之类的，效果都还不错，一喝就灵，现在都不太管用了，但是也实在没其他方法了。今天一定要灌肠一次，不然我真受不了。"

我一听，问道："灌肠，这次好了，那之后怎么办呢？"

杨叔叔的儿子杨强则唉声叹气道："哎，就是不知道怎么办，我们很多办法都想了，去医院检查，也没有器质性毛病，蔬菜水果吃得也不少，但是便秘还是解决不了。"

我说道："要不您回去试试核桃。每天吃 5 颗左右，看看效果怎么样？"

"吃核桃？这个方法我们倒是没有试过。也行，反正很多方法都试过了，就再试试这种吧。"杨叔叔显然不太信任这个方法，抱着随意试试的态度，在儿子的搀扶下离开了诊所。

没想到，三个月后，居然接到了杨叔叔的电话，他非常兴奋且感激地对我说道："刘医生，非常感谢你呀，上次听你说核桃解决便秘，我回家真的每天吃几颗核桃，没想到三天后，就拉大便了，后面每隔两天总会拉上一次，昨天和今天都拉了。太神奇了，没想到小小的核桃居然有这么大的作用。现在呀，我浑身轻松，打心里感激你。刘医生，您能不能对我说说，核桃为什么能解决便秘呢？"

"因为核桃含有丰富的核桃油，油脂具有润肠通便的作用。不仅如此，核桃还含有丰富的粗纤维，吃了以后，粗纤维能软化大便，并且粗纤维会遇水膨胀，刺激肠道运动，促进排便排毒。这种方法健康安全简单，比您之前用番泻叶、肠清茶之类的要好多了，要知道，番泻叶和肠清茶都属于刺激性药物，用久了肠道会形成对药物的依赖性，导致大肠肌无力，效果越来越不行的。而且，像您这种年龄的中老年人，尤其容易患便秘，因为随着年龄的增长，体内血虚津亏，体内津液不足，大便就会秘结，很难排出，如果一味地用刺激性药物强行排便，会导致体内津液更虚亏，便秘更严重。"我和他解释道。

"哈哈，原来是这样，不过刘医生，我有些担心，核桃油分高，吃多了对身体会不会有什么伤害？"杨叔叔再次问道。

"我上次单独咨询过您的儿子，他说您身体各方面都正常，没有高血脂、高血压等状况，那就不需要担心，而且核桃还能预防老年性痴呆以及动脉硬化，因为富含卵磷脂和不饱和脂肪酸，会促进神经细胞的生长。有时候，便秘和老年痴呆有一定的关系，因为便秘的话，体内毒素无法排出去，肝脏解毒能力超过负荷，多余的毒素便会通过血液循环进入人体大脑，侵害大脑神经，继而引发老年性痴呆。听您上次说，记忆力差，有没有感觉好一些？"我再次问道。

"哈哈，原来是这样，怪不得我觉得我这半个月来耳清目明了不少呢。"杨叔叔在电话里爽朗地笑道。

注意 核桃虽好，但是要注意，每天吃核桃的量不要过多，而且肥胖的人群最好不要服用。

鲜无花果叶，治痔疮很有效

小偏方

找几片无花果叶，洗干净后用水煎煮，取汁液趁热擦洗患处，每日3次，每次10分钟左右，使用1~2次即可止痛，使用五六次即可使痔核萎缩。

具体表现

内外痔、混合痔引起的便秘、肛门出血、坠胀疼痛等。

贴心小故事

下班后，在回家的路上，我看见有小贩正在卖无花果树苗，略一思索，买了两株带回家。

到家后，老公看到我买的树苗很是疑惑，便问："老婆，你这买的是什么呀？干吗用？"

我看他一眼，说道："这是无花果树苗，我买回来是为了给你治疗痔疮用的。"老公这段时间以来忙工作，饮食休息无规律，因此有了痔疮，疼痛，有时候还有血，肛门坠胀，他感觉很痛苦。

"这玩意儿就能治疗痔疮？吃还是用？"老公问道。

"用无花果的叶子煮水，趁热擦洗患处，每天擦3次，使用三五天效果就明显了。"我回答道。

"为什么无花果叶能治疗痔疮？"老公是个好奇宝宝，这些年跟着我，他也学了不少医学知识。

"无花果全身都是宝，《本草纲目》里曰'无花果味甘平，无毒，主开胃、止泻痢、治五痔、咽喉痛'，由此可见，无花果的强大功效，尤其是无花果的果实和叶子是治疗痔疮的特效药，因为无花果叶具有整肠作用，润肠通便和净化血液，促使污血的排出。有些人因为痔疮发烧到40摄氏度，大便困难且带血，肛周甚至肿起来了，用无花果治愈很明显。而且无花果叶治疗痔疮的作用在临床上得到了有效证明，无论是内、外痔，还是混合痔，无论患痔疮多久，均可治愈。"

老公的痔疮就是最近一段时间才有的，症状较轻，加上使用无花果叶擦洗肛门，约四五天的样子，痔疮就没有了，他高兴得连连喊道："嘿，无花果叶还真灵了！"

注意 虽然无花果叶治疗痔疮很见效，但是养成良好的生活作息习惯，才是治疗痔疮的根本。

膀胱炎，快吃鱼腥草

小偏方

取鱼腥草400克，择段后洗干净，用盐腌20分钟，倒掉腌出的水分。取一口锅，往锅里倒入少许油，油热后放入适量花椒和茴香，用小火炒香后，捞出花椒和茴香。将油捞起晾凉后倒入盛有辣椒面和醋的碗中，再加入鱼腥草一同搅匀后即可食用。每周服用3次即可。

具体表现

膀胱炎引起的尿急、尿频、尿液浑浊等症状。

贴心 小故事

雯雯是我一远房亲戚，她喊我嫂子。一天她打电话给我，说她丈夫最近得了膀胱炎，尿急尿频，尿液浑浊，有时候明显腹痛，问我该怎么办。

我笑道说："你们贵州人不是常把鱼腥草当菜吃吗？鱼腥草就能治疗膀胱炎呢，而且现在正是鱼腥草采收的季节。"

雯雯惊讶道："鱼腥草？没错呀，我很喜欢吃，经常拿来煲汤喝或凉拌，但是我丈夫从不吃的，他不爱吃。"

我说道："原来如此，想要治疗膀胱炎，你就让他开始吃鱼腥草。有这么好的资源不利用，难道非得打针吃药吗？天然的多好。"

电话那头的雯雯连声说是："就是的就是的，不过嫂子，鱼腥草真有这么大的作用？我怎么不太相信呢？"

"别不相信，鱼腥草性寒味苦，归肺、膀胱和大肠经，具有清热解毒，排脓消痈，利尿通淋的功效，能够治疗疮痈肿痛，肺痈咳喘，痰热等症状，对轻度的膀胱炎有很好的治疗作用。西医学经实验发现，鱼腥草的成分鱼腥草素在体外实验对一些细菌，如流感杆菌、肺炎球菌和金黄色葡萄菌等有抑制和杀灭作用，而且从鱼腥草中提出的一种油状物对很多微生物的生长都有抗菌作用。现在，很多利尿消炎的药中都有鱼腥草的成分，可见其功效。"我在电话这头对雯雯解释道。

"谢谢你了，嫂子，那我就让他吃鱼腥草好了，这下他不爱吃也得吃了。"雯雯说道。

过了2个月，雯雯再次给我来电，她说丈夫在她的劝说下，这2个月来经常吃鱼腥草，有时候凉拌，有时候煲汤，还真很灵，现在膀胱炎的症状好了很多，尿急尿频的现象几乎没有了，小便颜色也比较清澈，连丈夫都感叹鱼腥草的强大功效。现在，他也爱上鱼腥草的味道了。

注意 由于鱼腥草寒凉，因此虚寒证的人忌服。

银杏叶，缓解心绞痛有办法

小偏方

取银杏叶5克，放入杯中，用沸水冲泡盖上杯盖，过几分钟后就可开盖饮用，当茶喝，早晚各1次，30天为1个疗程。

贴心小故事

我从诊所抓了一些银杏叶，包好后，准备带回老家给60岁的姑姑泡茶喝。因为在电话里姑姑说她这几年来有心绞痛，一直在吃药，我感觉很惭愧，因为作为一名医者，连家人患病都不清楚，而且心绞痛病情通常不稳定，如果治疗不到位，很容易恶化成急性心肌梗死，严重的话还会卒死。我和姑姑感情一向深厚，于是我打算回老家一趟看望姑姑。

到达老家后，我将银杏叶交给姑姑，告诉她每晚各用5克泡水喝，可以治疗心绞痛。姑姑有60岁了，当年她曾经是一名公务人员，现在虽然退休了，但是作为一名知识份子，姑姑还是有很强的求知欲望，加上她对医学领域较为陌生，于是她问道："我记得你奶奶还在世的时候，院子门前就有棵银杏树呢。我还不知道银杏叶居然有治疗心绞痛的作用。"

"是的，银杏叶能治疗心绞痛等心脑血管疾病在临床上可是有案例证明的。有相关研究人员曾将心绞痛患者随机分成两组，其中一组用常规治疗＋银杏叶片的方法来治疗，另外一组则用其他阳性药物来治疗。结果证明，前一组改善心绞痛症状的有效率远远优于对照组。另外，中医上认为银杏叶具有活血化瘀、通经活络的作用，它的有效成分如黄酮和萜类，能够清除体内自由基，降血脂，增加冠状动脉流量，拮抗血小板活化因子，改善末梢血液循环和缺血性心电图表现，对于瘀血阻碍引起的胸痹心痛、中风、心绞痛等有治疗作用。

具体表现

发作性胸痛，常感觉胸部被压迫、发闷或者有烧灼感、紧缩性等心绞痛症状。

目前银杏叶在国内治疗冠心病心绞痛的疾病中运用广泛。"姑姑是个有文化的人，我解释起来，她很快就明白了，点点头已示明了。

姑姑大概服用了2个疗程的银杏叶，她的心绞痛症状缓解了不少，心绞痛发作的次数也越来越少了，就算发作，症状也很轻，没有以前那么疼了。

注意 银杏叶内含有大量的银杏酸，这种成分是有毒性的，如果用直接采摘来的银杏叶泡茶会引起人体阵发性痉挛、过敏以及其他副作用。因此应该到药店购买经过深加工和炮制过的银杏叶。

冠心病不用怕，快找萝卜和醋豆

小偏方

取黑豆500克，洗净后煮熟，放入1000克米醋中腌渍，密封半个月后拿出来食用，一日三餐佐餐服用。

具体表现

冠心病引起的胸闷胸痛、心绞痛等。

贴心小故事

人一上了年纪，各种疾病就找上门来，什么高血压、高血糖、高血脂、糖尿病、冠心病等。今天早上我出门散步，就碰上了童大爷，他一脸痛苦的样子，我忙上前问缘由。

原来童大爷这段时间总感觉胸部有紧压和压痛感。去医院做过检查，说是有冠心病，开了阿司匹林和降脂药，吃了一段时间，胸不闷心不痛了，但是胃却痛了，他看了说明书，原来是服用阿司匹林的副作用。医生于是给他换了其他的药，叫氯吡格雷，效果确实好，但是药价不菲，吃了"心痛"。

童大爷像突然想到什么似的，说道："哎呀，刘医生，我怎么忘了你呢，你可是有名的中医大夫呀，特别擅长于偏方治疗疾病，你说我这冠心病，有没有食物治疗的法子呀？吃这药我实在是支撑不下去呀。"

我笑道："童大爷，医生给你开的药都是正确的，这都是治疗冠心病的常用药物，为的就是防止冠状动脉进一步狭窄，导致更为严重的心肌缺血，或者心肌梗死，一旦发生这种情况就需要手术治疗了，而且费用昂贵。我这是有一个偏方，但是见效慢，而且前期还是需要配合药物治疗的，之后可以慢慢减量，但是你若能够长期坚持，效果是非常明显的。"

童大爷一听，来了精神，忙问道："是什么？只要能食疗，怎样我都能坚持，吃药不但费钱，而且副作用太大了。"

我笑着说道："用一斤黑豆煮熟后泡在1千克的米醋里面腌渍，一日三餐时吃一些。千万别小看黑豆呀，李时珍在《本草纲目》中就曾记载过一位老寿星，每天早上吃生黑豆14枚，以此来养生。黑豆的作用的确是非常大，因为含有丰富的大豆异黄酮，异黄酮具有降脂，抑制血管上的斑块加大的作用，而且异黄酮有类似于阿司匹林的效果，能抑制血小板聚集，防止血栓的形成。您不是认为阿司匹林吃了胃痛吗？可以服用黑豆试试。目前临床上也研制出了从大豆中提取异黄酮制成的药品，用来治疗各种心血管疾病，其中就包括冠心病。豆类中起作用的不仅仅是异黄酮，还有亚麻酸、亚油酸等不饱和脂肪酸，这对人体也是非常有益的，当人体摄入这些后，能够与血液中的胆固醇相结合，继而生成熔点很低的酯，用米醋泡黑豆，可以提高不饱和脂肪酸的含量。"

童大爷非常高兴，忙说道："如此看来，五谷杂粮还是最好。回家我就要老婆子给我做去。"说完便走了。

一天我照常去散步，又碰到了童大爷和童太太，这次一看，童大爷的气色好了很多，他告诉我，用我那方子服用了3个月，现在他还在一日三餐食用米醋泡的黑豆，效果果真不错，不再胸闷心绞痛了，气色也好了不少。

注意 此方中可以用黄豆或者其他豆子来代替黑豆，但是黑豆中的异黄酮含量在豆类中居首位，这就是为什么此方中选用黑豆的原因。

黄芪山药粥，巧治糖尿病

小偏方

取黄芪 30 克，山药 60 克。将山药研成粉末，黄芪放入锅中加适量水煎煮 30 分钟，去渣取汁，再将山药粉末放入黄芪汁中搅拌成粥，每天服用 2 次。

贴心小故事

阿文的爷爷今年 65 岁，最近总感觉味苦口渴，尿多，适量增加但身形见瘦，阿文有些担心，便带着爷爷去医院检查，检查出来的结果印证了阿文最初的猜想，得的是轻度糖尿病。因为是轻度糖尿病，医生认为还没有必要注射胰岛素，只是开了些药物，并嘱咐回家通过食疗来治疗糖尿病。

因为糖尿病是终身性的疾病，目前医疗水平没办法根治，治疗糖尿病最好的方法就是控制血糖，延缓并发症的发生，如果血糖控制得好，糖尿病人能和健康的人一样长寿。而控制血糖的前提就是通过饮食控制和加强运动的方法来达到的。如何为爷爷寻得治疗糖尿病的食疗方呢？阿文通过朋友联系上了我。

我听闻后，给阿文提供了一道治疗糖尿病的食疗方，那就是黄芪山药粥。并在电话中对阿文解释道："糖尿病是一种慢性病，患病的人最重要的是忌口，这对患者来说是很痛苦的。另外，糖尿病患者多阴虚和气阴两虚，所以如何养阴补虚是治疗糖尿病的重要原则，因此在食疗上，糖尿病患者就应该选择补阴和气阴双补的食材和药材。黄芪就有这种功效，在《神农本草经》中就记载黄芪性温味甘，有益气固表的功效，古今很多治疗糖尿病的中药方中，几乎都能看见黄芪的身影。西医学也通过临床证明，黄芪能够通过多种方法来刺激胰岛素，增强胰岛素的敏感性，来达到降低血糖的目的。黄芪的作用

具体表现

糖尿病引起的高血糖、高血脂等。

远不止这些，在对糖尿病并发症的问题上，黄芪同样功不可没，它能增强机体免疫力，强心利尿，降压保肝，促进血液循环，扩张血管，降低蛋白尿等，明显能预防糖尿病的并发症。另外，山药药性温和，也是滋补的药材，能健脾益气，而且能辅助降低血糖，对糖尿病日久造成的脾肾衰弱有很好的治疗作用。"

听闻我的讲解后，阿文非常高兴，他为爷爷找到了一款最适合他老人家的食疗方。

果然，自那后，爷爷经常使用黄芪山药粥，每次去医院复检，医生都说他血糖得到了很好的控制。

注意 糖尿病患者在选择补药时，不宜选择温补燥热之品，因为这会导致糖尿病病情加重。例如鹿茸和甘草制剂，鹿茸会刺激肾上腺皮质激素样作用，导致血糖升高。甘草所含的甘草甜素和甘草次酸等成分会使得血糖升高。

高血压，一定要喝山楂粥

小偏方

取30克干山楂放入砂锅中煎煮，煎成浓汁后去渣留汁，然后连同100克粳米和适量清水煮成粥，即可食用。

具体表现

血压高，头晕。

贴心小故事

姗姗今年32岁，是名空姐，在城市之间不停飞翔，很是忙碌。最近总是感觉头晕，乏力失眠，还有眼花的感觉。

于是她来到了我的诊所，我向她提了几个问题，她叙述了自己的症状后，表明自己工作非常忙碌，压力也很大。我于是给她测了血压，果然不出我所料，姗姗的血压为150/100mmHg，低压有100，想她这么年轻，这个血压值已经很高了。

得知自己得了高血压，姗姗非常吃惊，她怎么也想不通，自己不吃大鱼大肉的，还这么年轻，怎么就患上了高血压，这种"富贵病"也降临到了自己头上？

我对她说道："国内曾经对门诊人群高血压抽样调查显示，在新出现的高血压的病例中，30~45 岁之间的年轻一族患高血压居然占 63%，后来研究发现，原来是高压力工作和作息时间紊乱导致的，这群人中多为轮班工作者，空姐、记者、作家和飞行员等。"

姗姗沉默了，因为她确实工作压力大，而且三餐无定时。"那我应该怎么办，难道需要吃降血压药吗？"

"因为你还年轻，改变作息方式，缓解工作压力，加上适量食疗就能取得很好的效果。我建议你多喝山楂粥，用山楂煎水取汁后和粳米一起熬粥，每天吃一次，吃一段时间后，血压就能够降下来了。"我对姗姗说道。

"山楂有这么好的作用吗？"姗姗问道。

"是的。山楂药食同源，营养价值和治疗价值很大。除了我们所知道的山楂有消食化积，增进食欲外，山楂还是治疗血管疾病的良药。因为山楂中所含的三花类和黄酮类成分，可以调节心肌，增大冠心血流量，降低胆固醇，促进体内多余脂肪的分解，改善心脏活力，兴奋中枢神经系统，对心脏活动功能障碍，血管性神经官能症等心血管疾病有治疗作用，能降压和降胆固醇，还有强心作用。山楂性温味酸甜，是老少皆宜的可口食品，既能生吃，又能煲汤熬粥，还能做成小吃，对人体的益处非常大。"

"原来如此，这个好办，我从小就喜欢吃山楂，只是近年来，工作忙，吃得就少了。我回家就要妈妈给我熬山楂粥，太好了，谢谢你医生。"姗姗高兴的和我告辞了。

本来年轻，身体底子好，加上经常服用山楂粥，2 个月后，姗姗给我带来了好消息，这次，她的血压是 120/80mmHg，已经恢复了正常状态，头也不晕了，精神状态好了不少。

注意 山楂含有大量的有机酸和果酸，不宜空腹服用，不然会造成胃酸猛增，对胃黏膜造成不良刺激，特别是对胃炎、胃溃疡、胃酸过多的肠胃病患者更是危害大。另外，山楂收敛，孕妇不能服用，否则会刺激子宫收缩，引起流产。

高血脂，"荷叶煮粥"不发愁

小偏方

取新鲜荷叶1张，洗净后煎水，去渣后取荷叶汁，连同100克粳米煮粥，加冰糖调味后即可食用，早晚各1次。

贴心小故事

李老太是我的邻居，身体一直都不错，但是这段时间不知道怎么回事，常常感觉头晕脑胀，有时候和人说话的间隙都能睡着，吃完饭后总犯困，有时候看东西也很模糊，这让一向爱惜身体的李老太心慌不已。

周末的一天，李老太来我家寻求帮助，说她刚在医院做了检查，原来是高血脂，加上这两年儿女都有出息了，李老太不如前几年那样辛苦，心宽体胖也渐渐发胖了。她向我寻求治疗高血脂的方法。

"医生说我的指标都在临界值，早期治疗和预防血脂继续攀升非常重要，医生建议我多做运动，少吃，最好通过食疗，我想着你是中医行家，特地来问问你，针对我这种情况应该吃什么好。"

我说道："医生说得没错，幸好您发现得比较早，现在治疗效果会很有效。高血脂对人体的危害非常大，比如您有视物模糊的情况，那是血液变黏稠了，导致血液流速减慢，导致视神经核视网膜暂时性缺血缺氧导致，还有腿肚抽筋的情况，这是因为胆固醇积聚在腿部肌肉中的表现。不及时治疗会出现动脉粥样硬化、冠心病或脑血栓等，危害就不需要我多说了。针对您这种情况，建议您每天通过服用荷叶粥来治疗，现在正值夏季，也正是荷叶盛开的季节，取新鲜荷叶一片煎水后取汁同粳米一起煮粥，每天吃2次，吃一段时间后，

> **具体表现**
> 身体肥胖、头晕脑胀、视物模糊等高血脂症状。

血脂就能下降，还有减肥的作用。"

李老太貌似很兴奋，"真的假的？荷叶？这个好办，我老家就有一池塘，每到夏季，一池塘的荷叶荷花呢。不过刘医生，为什么荷叶粥能降血脂呢？"

"因为荷叶富含黄酮类物质，这种物质可以增加人体的冠脉流量，对实验性心肌梗死有对抗作用；这种物质对急性心肌缺血有保护作用，治疗冠心病、高血压等疾病有明显效果，还有强心作用，可降低舒张压，防治心律失常。另外，荷叶中的另一成分——生物碱，具有明显的降血脂、抗病毒、减肥作用。临床上曾用荷叶煎剂治疗高血脂症，以20日为1个疗程，结果显示，减低胆固醇的总有效率为91.3%，其中显效率为37.8%，而且针对高血脂的肥胖人群，荷叶减肥的效果更是明显，《本草纲目》中曾记载'荷叶服之，令人瘦劣'。"

"那真是太好了，没想到荷叶有这么大的功效，而且取材方便，价钱低廉，太好了。"李老太连声感叹道。

李老太就这样服用荷叶粥服用了两三个月，感觉身体果真比以前好了不少，头晕的现象不像以前那样明显了，腿脚也好了些，精神也足了些，到医院检查，医生也很高兴地告诉她血脂降低了，已经在正常范围，希望继续保持。

注意　荷叶可以散瘀止血，治疗各种血症，但是因为虚寒而出血的人群忌用。荷叶能降血压，因此低血压的人群不能服用。

肝硬化，就吃泥鳅炖豆腐

小偏方

泥鳅500克，豆腐300克。现将泥鳅去肠脏洗净，加水和适量盐，放入锅中炖泥鳅至五成熟，再加入切块的豆腐，炖至泥鳅熟烂即可，分顿食用。

贴心小故事

我父亲昨天给我电话，说他这段时间总有腹

具体表现

肝硬化导致的肝区疼痛、食欲不振、身体乏力等。

胀，厌油，肋痛，疲乏，头晕的症状，我听后挺着急，于是带他来我的诊所检查，结果是肝郁脾虚型的肝硬化，舌胖、舌质淡红，脉缓而细，肝区疼痛。

一听这病，我爸爸就着急了，忙着要我开药方。我思忖后告诉他，我作为一名中医师，能够用食补治好他的肝硬化。

爸爸问我用什么方法，我告诉他，治疗他这种脾虚肝郁型的肝硬化，旨在疏肝和胃、健脾益气，而经常吃泥鳅炖豆腐就可以对症治疗。

"还能有这种好事？满足口腹之欲，还能治病？"爸爸显然不太相信。

"你女儿行医多年，最擅长中医疗法。泥鳅炖豆腐，从中医上来讲，泥鳅味甘性平，入肝脾肾经，可柔肝软坚，补中益气，祛湿通络，利水解毒，是中医历来推崇的消肿保肝佳品。豆腐则味甘性凉，有泻火解毒、补虚清肺、生津润燥的作用，二者合用，疏肝理气、健脾利湿之功大大增强。其实泥鳅炖豆腐可不是我杜撰的，医书《泉州本草》就记载了这道膳食可以治疗脾虚肝郁型的肝硬化。"我对爸爸解释道。

不等他回答，我就给妈妈打电话，把爸爸的病情一说，并嘱咐她多给爸爸做泥鳅炖豆腐。在我的监督下，爸爸每周都会吃两次泥鳅炖豆腐，这样过了两个月，爸爸再也没有腹胀、疲乏或者头晕的症状出现了。

注意 有人曾用生吃泥鳅的方法来治疗肝硬化，这种方法是不可取的。因为泥鳅身上所含有的寄生虫和致病菌非常多，生吃会影响健康。另外，这道食谱孕妇忌用。

第二章

外科，小偏方让你拥有健康生活

腰痛，掌握力度"拉单杠"

小偏方

双手拉单杠，两脚尖固定，将腰部往前后方向均匀摆动 30 次；双手拉单杠，两手用力，将身子悬空，往前后方向摆动腰肢约 20 次。

贴心小故事

郝女士是名职业撰稿人，工作不分昼夜，绝大部分时间都坐在电脑旁敲字。由于职业的关系，郝女士有腰痛的毛病，有七八年的历史了，5 年前，她由于腰痛异常去医院检查，医生说她是腰椎劳损引起了腰椎骨质增生，幸好还没有腰椎间盘突出，于是她住院治疗了 10 天，病情的确好了很多，但是才过 4 个月，腰痛的毛病再次复发，她听人说中医治疗的方法挺不错，于是她找到了我。

> **具体表现**
>
> 腰椎劳损引起的腰痛以及慢性肩背疼痛，腰椎骨质增生，腰椎间盘突出。

我告诉她，腰痛、腰椎骨质增生可以用中医上的针灸疗法来治疗。果真治疗了一段时间，她腰痛的毛病就好了，但是她担心会复发。我于是给她一个方法来巩固疗效，防止复发，那就是"拉单杠"，双手拉单杠，固定脚尖，将腰部进行前后均匀摆动，或者双手拉住单杠，双腿悬空，再进行摆腰动作。每天有空就练习此套动作。

郝女士不知道其中的原理，我告诉她，腰痛、腰椎劳损以及腰椎间盘突出的患者主要是因为腰部力量太弱，所以病情才会反复发作，只有多锻炼腰部的力量，加强"腰肌质量"，就能很好地预防腰部毛病的复发，而拉单杠就能起到加强腰部力量的作用。另外，拉单杠的时候，腰部受到了牵引作用，下半身的重量下沉，使得腰椎间盘间隙得以拉开放松，从而减轻了疼痛。

之后，郝女士在家习作的时候，每天都会下楼两三次，因为楼下小区有健身场所，每天她都会在那里拉单杠，如此坚持了四五个月，她明显感觉腰痛的毛病有所减轻，于是她继续坚持，果真一年过去了，腰痛的毛病再也没有复发了。

注意 拉单杠的时候，每做一个动作，最好能坚持几秒钟，这对拉伸腰部，缓解疼痛非常有效果。另外，任何运动贵在坚持，三天打鱼两天晒网是起不到任何效果的。

葱姜热敷，在温暖中治"肩周炎"

小偏方

取老生姜和葱头各 300g，捣碎成泥状，一同放入锅中用小火翻炒，翻炒一会后加入适量高浓度白酒继续翻炒即可。睡前把葱姜趁热敷在肩部，再用纱布固定住，第二天早上取下，睡前再次炒热热敷，一剂药可以用 3~4 次。

具体表现

肩部呈阵发性疼痛，或刀割、撕裂样疼痛的肩周炎症状。

贴心小故事

老白今年刚好 50 岁，得了肩周炎，这令他非常痛苦，活动受限，不能提重物不说，肩部疼痛异常，尤其是一到寒冷天气，肩部更是撕裂般疼痛，这对他的生活造成了极大的不便。

看着老白如此痛苦，作为老邻居兼医生的我，当然不能不顾，于是对他说："老白，肩周炎又叫'五十肩'，意思是肩周炎是一种常见于 50 岁左右的老年病。肩周炎是一种肩关节周围软组织的无菌性炎症，在中医上认为肩周炎是因为受到了风寒所引起的，在治疗上用热敷的方法效果会很不错。你用炒好的生姜和葱头泥，加入白酒调匀后敷在疼痛患处，每天敷一次，睡前使用，坚持一段时间，效果会很不错。"

"真的这么神奇？不吃药就能好吗？"老白表示怀疑。

"是的，不要小看这些草本的力量。生姜最好用老的，老生姜就是中药的干姜，这种姜味辛性热，温经散寒的功效很强，加上温阳通络作用的葱头以及辛热通经的白酒，三者合用，热性加强，更能温阳散寒，活血通络，消肿止痛，对肩周炎非常好。"我向老白解释道。

"原来是这样，我这肩周炎刚犯，我现在用这法子，是不是会更好。"老白再次问道。

我点点头，"是的，你是犯病初期，用这种天然有效的法子最好，又省去了吃药打针的痛苦。"

果然，在连续使用了一个星期后，有天早上我出门买菜，碰到老白，他高兴地对我说，用了一个礼拜我教他的法子，他肩部疼痛缓解了很多，现在肩膀比以前活动自如了不少，以后打算时不时使用这法子来巩固一下。

注意　在使用此方法的时候，还应该积极配合肩部的锻炼与按摩，可以使其效果事半功倍。

扭伤，涂点仙人掌消肿又止痛

小偏方

取新鲜仙人掌适量，去除外皮及刺捣成糊状后涂抹在一块干净的纱布上，然后固定在损伤部位约30分钟，每天敷2次。

具体表现

扭伤导致局部红肿疼痛。

贴心小故事

今年暑期，我向诊所告假，准备回老家探亲。到达老家后，多年未见的亲戚朋友一见面非常高兴，大家其乐融融，共享重逢之喜。因为暑期正逢收割季节，因此农活也比较忙。一天我在厨房切西瓜，突然听到二婶急匆匆地来找我，喊道："不得了了，你二叔挑小麦的时候不小心崴到了脚，现在痛得爬不起来了，脚踝都肿起来了，你不是学医的吗？可怎么办呀？咱这农村离县医院又远。"

我一听，立马对二婶说道："带我去看看。"

见到二叔后，观察了下他的病情，脚踝已经肿起来了，幸好没有伤到骨头，但也是急性踝关节扭伤。

于是，我立马对二婶说道："马上去打一桶井水，让二叔泡脚。家里是不是养了仙人掌？在哪里？给我摘2片过来。"

二叔于是把脚伸到装有井水的桶里泡脚，在他泡脚的同时，我去掉仙人掌的外皮和刺，用工具将其捣成了糊状涂在纱布上。二叔泡好脚后，我把涂抹有仙人掌泥的纱布敷在脚踝处并包好，再叮嘱他晚上睡前再换一次药，每天2次。从第二天开始，用热水泡脚，加上敷仙人掌泥，连用几天，就能消肿止痛了。

第二天我去看望二叔，他向我说道，脚踝的肿消了很多，比昨天要舒服多了，也不那么疼痛了。我点点头，再过四五天，二叔的扭伤就能完全好了。

当人体局部扭伤后，应该先进行冷敷，可以减轻局部炎症，控制局部肿痛的加剧，减少组织内的血肿形成。另外，仙人掌能治疗跌打肿痛历来有之，《本草纲目拾遗》中就肯定了仙人掌的消肿止痛之功，曰"味淡性寒，功能行气活血，清热解毒，消肿止痛"。西医学也认为，当踝关节扭伤后，导致毛细血管破裂出血，增加了血管壁的通透性，于是形成了肿胀，加上炎性反应物刺激了肿胀部位的神经引起了疼痛，这个时候用仙人掌去敷损伤处，可以消炎止痛，因为经证实，仙人掌的茎、果实含有类似消炎止痛的成分——谷固醇和三萜皂苷，三萜皂苷的镇痛效果和西药的颅痛定类似。这就是仙人掌能够治疗扭伤肿痛的原理。

注意 扭伤后，不少人会选择先热敷伤处，这是错误的。热疗会使得肿痛更明显，加重炎症，首先应该冷疗，在受伤后的24小时后，肿痛和炎症得到了控制再选择用热敷，可以促进局部血液循环。

玉米须，既能止血又可消炎

小偏方

将玉米须 10 克放入砂锅中，加入 4 碗水煎熬。待剩一碗水时饮用。每日 3 剂，连服 3 天。

贴心小故事

我的诊所中曾经来过这样一个病人，她是因为拉肚子而来求诊的。当时是夏天，我看她裸露的胳膊和小腿上，都血迹斑斑，小腿上甚至还有一串血珠从一块挠烂的皮肤上滴下来。我为她开好止泻的药后，问她："你这胳膊和腿是怎么回事？"

她说："这毛病我从小就有，检查说是血小板数目太少，所以受伤后很难止血。这些都是蚊子咬了太痒，我不小心抓破的，皮肤被抓破，一般人顶多几分钟，血就止住了。但是我不行，皮肤有点小伤，血就流出来，而且很难止住。这都困扰我很多年了。"

我对她说："你不能不在乎这个病，不受伤虽然没大碍，但是时间久了，也会导致贫血、内脏受伤害，严重影响身体健康。有时候还会引发急性溶血性贫血，可不能大意。这样吧，现在正是玉米成熟的时期，你到乡下去收集一些玉米须，晾干煮水喝，可以治疗血小板过低的病症。"

"玉米须？"病人不可思议地说："那种东西也能治病？看不出它哪里可以补血啊。"

我说："不是补血，是止血。像你这种情况，补血虽然重要，但是补了又流失掉，等于无用功。要先想办法将血小板补起来，达到止血的效果，再慢慢补。玉米须虽然普通，但是在中药里可是有'龙须'的美誉。它可以降血压、降血脂、利尿、补肾等等，这些我们都先不说，对你来讲，最重要的是，

具体表现

血小板少导致的凝血功能障碍，如皮肤抓破、划伤后血流不止等症状。

玉米须能够有效提高血小板数目，血小板最重要的作用就是凝血，如果血小板数目过低，就会有溶血的危险，受伤后血液无法正常凝固，从而导致失血过多，导致贫血，甚至休克或伤及生命。经常服用玉米须，就能够促进血小板的增加，抵抗溶血症状。而且，玉米须有消炎、抗感染的功效。你每日饮用，不仅能够有效止血，还能够消炎抗菌，一举两得。"

病人听了，连连感叹，这次无意中来治疗腹泻，却意外得到了治疗血小板低的良方，实在是喜出望外。

注意 无法正常凝血除了血小板低之外，还可能是其他原因导致的，如果有此症状，应该到医院进行详尽检查，排除隐患。

脚酸累，选择"醋水泡足"不用愁

小偏方

选择米醋或老陈醋，在洗脚水里加入约 150 克的醋，水温以 40 摄氏度为宜，泡脚 30 分钟即可，泡到人体微微发汗为佳。

贴心小故事

具体表现

脚酸痛，疲劳，睡眠不佳。

芳芳在我家小区楼下开了家孕婴馆，主营各种婴儿和孕妇的用品，还开设了婴儿游泳馆。附近的很多妈妈都带着自己的宝宝到芳芳的店里来游泳，芳芳每天可忙了，一天到晚都站着，加上给宝宝游泳要格外小心，一不小心就会伤着或摔着孩子，芳芳一天到晚还要提心吊胆。一段时间下来，芳芳感觉双腿非常酸累，尤其是小腿肚酸胀酸胀的，有时候两只脚都站肿了，晚上到家往床上一躺，浑身跟散了架似的难受。芳芳真的很想关门休息一段时间，可是不营业怎么会有收入呢？芳芳犯了愁。

一天，我有个朋友的孩子过满月宴，我恰好到芳芳店里购买婴幼儿产品

　　送人，我瞧见芳芳一瘸一拐的样子，而且脸色还不好看，于是边挑礼物边开口问了原因，原来是因为长期久站导致的脚酸累、足部疼痛和疲劳。于是我说道："我有个法子，可以改善你目前的症状。你每晚坚持用醋泡脚，坚持一段时间，脚酸累的情况就能好转，而且还能改善浑身酸痛的现象，气色也能好很多。"

　　"用醋泡脚？就这么简单？这么神奇？"芳芳问道。

　　"是的。脚底几乎有人体所有器官的反射区，只有足部健康，才有利于全身的气血循环，进而使容颜润泽、精神焕发，达到养生的目的，每天坚持泡脚是个非常不错的主意。在泡脚水中加点醋，对于保健养生来说，效果更佳。中医上认为，用醋泡脚，对脚上的皮肤有改善作用，醋可以软化角质，增加皮肤弹性。醋还可以有效调节经络，增强气血，继而增强脏腑间的代谢，清除人体血液中的垃圾与毒素；还能改善睡眠，缓解人体疲劳、脚部疼痛的问题。洗脚水中也可以加些姜片和花椒，这两者性温味辛辣，可以促进人体的血液循环，非常适合手足冰冷、畏寒怕冷的人群。用醋泡脚，身体会越来越好，整个人都感觉很轻松。"

　　"那么，什么时间段泡脚最好呢？"

　　"中医上认为，在不同的时间段泡脚，起到的作用也是各不相同的。例如，晚上9点泡脚的话可以护肾，因为这个时候肾经气血最为虚弱，此时泡脚，会使体内血管扩张，活血加快，能有效促进血液循环，人工作了一天，此时也能得到全身心的放松。有的人还会选择早上泡脚，这也有一定的道理，因为经过一个晚上休息睡眠，保持着同一姿势，人体血液循环不畅。早上起来泡脚的话也有利于活血，调节植物神经，改善内分泌系统，使人一早上精神充沛，为工作'充电'。"

　　"明白了，回家后我也用这方法，经济实惠有效，何乐而不为？"芳芳笑道。

　　芳芳回家后便拉着老公和她一起泡脚，因为老公是做销售的，整天在市场上忙碌奔波，也是感觉双腿疼痛，全身酸痛。夫妻俩彼此互相监督，每天晚上都泡脚，坚持了3个月，两个人的精神状态就有了明显改善，他们互相鼓励，生意蒸蒸日上的同时，身体也要倍儿棒！

　　注意　用醋泡脚好处多，但是也有禁忌，太饱太饿的时候都不宜泡脚，有严重心脏病的人不宜泡脚，有脚气的人要当心感染，因为用热水泡脚容易导致伤口感染。

腿部抽筋，芍药甘草汤很有效

小偏方

取生白芍 20 克，生甘草 10 克，洗净后放入杯中，用沸水冲泡，每天当茶水饮用。

贴心小故事

好久没有回父母家了，今天诊所下班后，我收拾了下打算回临市看看父母。

到达父母家后，看见老妈正在给老爸捏捶小腿，旁边还放着一盒中老年人钙片，我于是问道缘由。

具体表现

小腿肌肉和脚趾强直性收缩，即肌肉痉挛引发的抽筋。

我爸爸说道："这人呀，年纪一大，真是各种毛病都来了，这不，这两三个月以来，我总是感觉头昏眼花，腰酸背痛，最难受的就是腿部抽筋，常常半夜抽筋让我痛醒。我寻思着应该是缺钙吧，广告上不都这样说嘛，'腰酸背痛腿抽筋，身体提醒你，缺钙了'，于是我买了钙片来服用，可丝毫不见效。"

我心里很是自责，但也有些气愤："爸，我就是医生，你为什么不问我呢？"

爸说道："我知道你诊所工作忙，想着腿抽筋是小事，就没打扰你。"

我真是又气又心疼，忙说道："爸，快别吃钙片了。既然你吃钙片无效，那就不是缺钙的问题了。妈，你每天给爸用白芍和甘草泡水喝，喝一段时间，爸的这种症状就能痊愈了。"

"这可奇怪了，难道不是缺钙，那你说说，白芍和甘草是干什么用的，对腿抽筋有效？"爸一脸的质疑。

"那是当然了，在中医上可是没有缺钙补钙这种概念的，当人的年龄大了，一些非器质性的急性疼痛以及抽筋抽搐等症均认为是与体内肝阴不足，津亏血虚有关，尤其是小腿和脚趾抽筋，最是令人痛苦，常常会把人痛醒，严重影响人的睡眠和生活。在中医上认为，脾主肌肉，肝主筋脉，当肌肉和筋脉出了问题，就会出现肌肉强直性收缩——腰酸背痛、腿抽筋等。补钙对这种是没有作用的，而芍药甘草汤则能止痛，这是为什么呢？因为芍药味酸，能入肝，具有养阴柔肝、调和营卫的作用；甘草味甜，能入脾，具有补虚止痛的作用。两者搭配，药性酸甘化阴以养肝，肝脏得到滋养，就能缓解痉挛痛，被誉为止痛的良方。现代药理也认为，芍药和甘草中均含有消炎止痛、舒缓平滑肌的作用，临床上也得到了验证。"我用医生的口吻告诉爸爸。

"老婆子，快，给我买这两味药去。女儿的本事我相信。"爸爸说道。

我也笑了。当然，在喝了一段时间的芍药甘草汤之后，老爸腰酸背痛、腿抽筋的毛病真的好了，现在整个人精神了很多。

注意 此方子中的芍药和甘草不要用炙过的，因为炙过的芍药和甘草药性就变了。

"叉手操"，让你远离手指关节炎

小偏方

两手十指分开，互相交叉插入手指缝中，连续做手指的伸屈活动，至少做30次以上，做到手指微感发热为宜，最好每隔一小时便做一次上述动作。

贴心小故事

一天，诊所里来了一位神情焦灼的妈妈，带着一位漂亮乖巧的女儿。妈妈对我阐述道，女儿欢欢这几天总是感觉双手指关节疼痛，还有肿胀，我仔细一看，果真有几个手指头肿了，我拿起女孩欢欢的手，轻轻活动指关节，女孩的眉头就皱了起来，

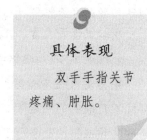

具体表现

双手手指关节疼痛、肿胀。

喊疼。

我心想，小姑娘才 10 岁，没理由是风湿呀。我突然想起来了，于是问女孩妈妈，"你女儿平常弹钢琴吗？"

没想到妈妈连忙说道："是的，已经练琴一个月了，现在手指痛，别说练琴了，就是吃饭拿筷子都受到影响，我还给她贴过消炎止痛的膏药，效果都不大，这可怎么办才好呢？"

原来如此，我笑道："那你女儿就是因为练琴导致的指关节劳损引起的疼痛，在医学上也称为骨关节退行性关节炎。很多雕刻作业者以及以弹琴为职业的人，很容易患此病。由于职业的特殊性，这种病很容易反复发作，因此如何预防就显得尤为重要，不过，有一种很好的方法可以对付这种现象，非常简单，那就是做叉手操。"

说完，我便给小女孩示范起了叉手操，边做边说："先把两手十指互相交叉，然后连续做屈伸运动，连做 30 次以上即可。像你弹钢琴，每隔一个小时就可以做一次这样的叉手操。"

欢欢妈妈却显得很怀疑，她再三向我确认："真的不需要贴什么药膏吗？做叉手操就能好？"

我说道："是的，你女儿也是刚开始练钢琴，症状也很轻，就算长期靠手工作的人，用这种方法效果也不错。别小看叉手操，其实是有着很明确的科学原理的。骨关节退行性关节炎是因为关节腔里的关节软骨损伤引起的炎症，如此看，只要促进软骨的新陈代谢，就能保护好软骨，而叉手操正能促进软骨的新陈代谢，手指也就受到保护了。"

欢欢妈妈这才放下心来，带着女儿高高兴兴地离开了诊所。

大约一个星期后，欢欢妈妈来电告诉我叉手操非常有效，这几天欢欢的指关节只有轻微疼痛了，但是不影响练钢琴。

注意 在使用叉手操的时候，可以靠近一杯热气氤氲的水，因为热水蒸汽能熏蒸手指关节，促进关节液的流动。

木瓜汁，巧妙治疗类风湿关节炎

小偏方

每天吃半个木瓜，或者用木瓜打成木瓜汁，长期坚持。

贴心小故事

今天，我的诊所来了一位表情痛苦不堪的女士，姓辛。辛女士今年45岁，但是却饱受类风湿关节炎的痛苦有6个年头了。

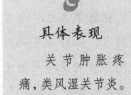

具体表现

关节肿胀疼痛，类风湿关节炎。

她告诉我，之前为了治疗类风湿关节炎，一直在服用抗生素和免疫抑制药物，病情控制得还不错，但是由于免疫抑制药物对肾脏有严重的副作用，因此她的肾脏出现了异常，去肾科看病的时候，医生严令他必须马上停止免疫抑制药。于是她停服了一段时间，肾脏在慢慢恢复，无奈类风湿关节炎的痛苦又重新找上门来，这就是她今天来的目的，听闻我医术很好，于是前来就诊。

我告诉她："不瞒你说，类风湿关节炎是一种与基因缺陷有关的疾病，是无法得到根治的，临床上治疗此病的确是需要长欺服药的，若稍有好转就停服药物对患者是不利的。目前上临床上治疗此病是以控制关节处炎症，避免关节恶化导致关节残疾为原则。为什么这么说呢？因为在临床上有统计，类风湿关节炎在5~10年内，关节残疾率高达60%。临床上治疗类风湿关节炎，主要有两种药物，一种就是消炎药，一种就是免疫抑制药物，鉴于你现在不能服用免疫抑制药物的关系，我给你一个偏方吧，你回去试试，也许会起到很好的效果呢。那就是每天吃半个木瓜，或者用木瓜打成汁食用，必须长期坚持，可以配合药物服用，之后慢慢减少药量。"

"吃木瓜？"辛女士觉得匪夷所思，"不可能吧，我饱受类风湿关节炎的痛苦有五六年了，花了不少金钱、时间和精力，吃木瓜就能解决？"

　　我笑到："也许的确不可思议，但为何不试试呢？我给你推荐此方，也是有一定道理的。根据临床上治疗类风湿关节炎的药物，木瓜里面就含有类似消炎药和免疫调节药物的成分。这种具有消炎止痛的成分正是木瓜苷。另外，在临床上，虽然治疗类风湿关节炎的药物是消炎药和免疫抑制药，但最重要的就是免疫抑制药，消炎药作为辅助药物，只有免疫抑制药才能治本，避免关节恶化导致残废。而木瓜中恰好也有免疫抑制的成分，于是消炎成分配上免疫抑制成分，不正是相当于可以治疗关节疼痛吗？而且，您最好配合艾灸一起用，主要艾灸关元、气海和肾俞这三个穴位，关元穴位于肚脐与耻骨这条线上的五分之三处，气海则位于肚脐与耻骨连线上的十分之三处，肾俞穴位于腰部，当第二腰椎棘突下，左右二指宽处。取一根艾条，点燃后对着穴位灸20~30分钟即可。因为艾灸可以减轻炎症的发生，而且艾灸这三个穴位，可以扶正气，补阳气，从而驱邪外出，强身健体。"

　　也许实在是类风湿关节炎带给辛女士的痛苦太大了，她明显还是一副不相信的表情，但是表示愿意一试，大有'死马当成活马医'的架势。

　　一个月后，辛女士来到了我的诊所，这回她的脸上笑容满面，她告诉我，她回家后抱着试试的心态，每天吃木瓜，并且艾灸，刚开始配合药物服用，之后慢慢减量，到第七天的时候，关节疼痛就不像之前那样明显了，现在已经停药了，也不用担心肾脏会出现问题了。"

　　注意　木瓜是食物，见效慢，因此适用此方必须长期坚持才可以见效果，三天打鱼两天晒网是不会有效果的。

第三章

皮肤科，小偏方帮你严防 "第一道健康防线"

苍耳+绿豆，赶走头屑没商量

小偏方

取苍耳、王不留行各 35 克，苦参 20 克，白矾 10 克。将此四种材料一同放入锅中加适量水煎煮，煎成浓汁后，放温，用此水洗发，可以让头发多泡一会，每周用此水洗 2 次，坚持 1 个月。此方适用于干性头皮以及真菌感染所致的头皮屑过多的症状。

具体表现

头皮屑过多。

绿豆 50 克，薏苡仁 150 克，将两者浸泡半天，待泡涨后，把薏苡仁放锅中煮，约半小时后把绿豆放入，共同熬煮 30 分钟，后加冰糖调味，即可服用。此方适用于油性发质导致头皮屑过多的症状。

贴心小故事

这天，两个女孩结伴来到我的诊所。原来是其中的肖媛来看病的，朋友小曼陪伴而来。

肖媛告诉我，她有个令人心烦的问题，那就是头皮屑很多，有时候刚洗完头，没多久头皮屑就冒出来了，也去过大医院检查，说是有真菌感染，也不敢随便用药物，听闻我擅长用中医治疗，于是来到了我的诊所。

我仔细观察肖媛的头皮，发质其实还可以，不油不干，那就如她所说，就是真菌感染造成的。于是我说道："头屑在我国某些地方叫'风虱壳'，这个词语很好地解释了头屑产生的原因——风和虱。风，意思是风邪，《太平圣惠方》中曾经就记载过，'夫头风白屑，由人体虚，诸阳经脉，为风邪所乘也。诸阳之脉，皆上走于头。'意思是人体的六条阳经都上升到头部，头部是人体阳气最足的地方，头最不怕冷，但是头怕风邪，而风为阳邪，如果头部被风邪侵入，阳气不足，胆汁头部的精血不足，头皮和头发得不到足够的滋养，于是产生了头皮屑。'虱'以前指的是头皮上长的虱子，现在指的是引起头屑的各种真菌。由此可见，如何去除头屑，最重要的就是祛风除虱。我教你一个法子，回家用苍耳子、王不留行、苦参和白矾一同煎水用来洗头，泡头皮，每星期用2次，不出一个月，头屑就去无踪了。"说完，我拿出处方，把这个方子的使用方法详细写下来，并交给了肖媛。

肖媛接过后，说道："医生，这个方子能去除头屑，有什么说法吗？"

我解释道："没错。中医上认为苍耳子能治疗一切风邪之气，具有祛风杀虫止痒的作用。另外，由于苍耳子性辛，因此善于发散，'独能上达巅顶'，顾名思义，能够散头部的风邪，实为治疗头风病的要药。王不留行作为另一味君药，行血功能很强，可以加快头部的血液畅通，从而让头皮和头发得到更好的滋养，继而去除头屑。另外两味药，白矾和苦参都具有杀菌的作用，从而抑制头屑产生。总之用这个方子，不出一个月，头皮屑会大大减轻。"

肖媛回过神来，"我真是来对了，刘医生，您真是博学多才，总是给我们提供最好最实惠最安全最有效的法子。"我不禁笑出声来。

这个时候，坐在一旁没说话的小曼突然说道："刘医生，您这么厉害，我有个问题想请教您，我妈妈的头皮屑也非常多，而且头皮很容易出油，头屑块也很大，用这个方子也可以吗？"

"不行的。因为头发出油导致的头屑多就不是风邪导致的，而是体内湿热导致的。这种情况下，患者就不应该吃油腻的食物，尤其不要吃核桃、黑芝麻之类养发乌发的食物。虽然核桃和黑芝麻养发，但是二者油腻，头皮油的人吃这两种食物只会导致头皮出油越来越多，应该多吃一些清热利湿的东西，多喝绿豆薏苡仁汤，就能有效治疗这种病症。因为薏苡仁就是清热利湿的，绿豆也具有清热解毒的作用。"

两个女孩得到满意的答复后，离开了诊所。20来天后，两个女孩又来到我的诊所，这回她们的脸上都洋溢着高兴的笑容，她们告诉我，用了我给的方子后，头皮屑真的都解决了。

注意 头皮屑的产生有时候还代表着一个人的新陈代谢的能力以及承受压力大小的能力。因此在生活起居上，应该做到放松心态，充足睡眠，合理膳食，才会拥有健康的头发。

"何首乌+经络按摩"，告别头发干枯分叉

小偏方

1. 将何首乌磨成粉末，泡茶喝，一周喝2~3次；2. 用双手手指从额骨攒竹穴位（该穴位于面部，当眉头陷中，眶上切迹处）起按摩，然后经神庭穴位（该穴位于人体的头部，当前发际正中直上0.5寸）、前顶穴位（在头部，当前发际正中直上3.5寸）到后脑的脑户穴位（位于人体的头部，后发际正中直上2.5寸，风府穴上1.5寸，枕外隆凸的上缘凹陷处），每个穴位各按10来次，直至皮肤感到微热发麻即可。

具体表现

头发枯黄分叉，没有光泽。

贴心小故事

拥有一头美丽的秀发是每个女人的梦想，广告中的女主角总是有一条乌黑亮泽的飘逸秀发，一头充满光泽的柔顺秀发是美丽的重要条件。而坐在我面前的何静却没有这样一头美丽的秀发，她的头发看上去枯黄干燥，发梢处还有很明显的分叉。

何静是我的朋友，她今天来找我叙叙旧，就提及了她这一头明显缺乏营养和美观的头发，她还向我咨询中医上有没有美发的方法。

我告诉她："还真有。头发枯黄分叉是健康状态极差的有利证据。正常人的头发，大多乌黑有光泽，这是肾气充盛、精血充足的外在表现，如果枯黄分叉，说明身体有较为严重的气血亏虚和经血不足。头发是借助多余的血成长的，只有肾精和气血充足，头发才会茂盛，才会欣欣向荣。"

"那我应该怎么做呢？"何静来了兴趣，"如何才能补充肾精和气血呢？"

"你可以去药店买何首乌，然后磨成粉末，每天用来泡茶喝，长期坚持，头发定能改善。何首乌是历代医家推崇的护发养颜的中药，《本草纲目》评价

何首乌，'养血益肝，固精益肾，健筋骨，乌髭发，为滋补良药，不寒不燥，功在地黄、天门冬诸药之上。'唐代《开宝本草》记载何首乌：'益血气，黑髭发，悦颜色。久服长筋骨，益精髓，延年不老'。可见何首乌有很好的益精养肝、强肾壮骨的功效，能够让人气血充足、容光焕发、青春永驻。肾是藏精、生髓的造血器官，肾好，毛发才好，因此何首乌能够补肾，对头发干枯、发黄、分叉也有很好的疗效。何首乌还富含卵磷脂，是构成神经组织、细胞膜的主要成分，长期服用，可以起到乌发美鬓的作用。对了，何静，我记得以前在大学，你就非常不爱运动，是不是？"

何静不好意思地笑道："嘿嘿，被你发现了，是呀，我这个人可懒了，能坐着绝不站着，能躺着绝不坐着，不过，这和我的头发有关系吗？"

"你还别说，这有关系呢。你有没有发现，容易掉发、头发枯黄分叉的女性都是不爱运动的，并且身体僵硬。用中医上的话来说，这些人都血液不畅，'发为血之余'，《本草纲目》中记载，毛发的生长速度跟气血有关，如果血液旺盛通畅的话，头发就会长势良好。举个形象的例子，我们的皮肤就好比是土地，气血就是给土地输送水分和营养，头发就像是长在土地上的一朵花，如果气血输送的途径畅通无阻，花朵才会娇艳可人。因此，与其花大量的钱去买一大堆的护发品、按摩膏等，还不如每天花费一个小时的时间对头皮进行按摩。"说完，我便在纸上写下头皮按摩的方子，然后递给何静。

"老朋友，你可真行，我看你也保养得不错，你懂得真多。我回去呀，就用你这种方法试试。"何静对我笑着说道。

一年后，我在同学聚会上再次见到了何静，这次见到她，与上次大为不同，她整个人看起来气色红润，精神充足，头发不再枯黄分叉，而是乌黑柔顺，看起来很有光泽。她告诉我，她现在还在坚持用我告诉她的方法调理头发呢。

注意 我们日常的梳头其实也是一种按摩，我们可以试试孙思邈的"发常梳"：双手对掌互搓 36 下发热，然后从前额开始扫上去，到后脑然后扫回颈部。早晚各坚持 10 次。值得注意的是，在日常的生活当中，梳头得有个度，如果一次性梳的次数过多，很容易造成头皮的负担，不但不能够起到按摩效果，反而会刺激皮脂腺，使头发油腻，并导致干枯分叉，易断裂等。

"三豆饮"，战"痘"到底

小偏方

将红豆、黑豆、绿豆以1:1:1的比例配比，加适量甘草。将这三种豆子加上甘草磨成粉，泡茶、煮粥喝均可。

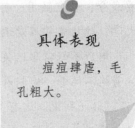

具体表现

痘痘肆虐，毛孔粗大。

贴心小故事

一天，一位妈妈带着一位年约16岁的女孩来就诊。女孩看起来一副怯生生、自信不足的样子。我仔细一看，发现女孩脸上长了不少青春痘，有些痘痘还有发脓的迹象。

这位妈妈告诉我，女儿正值发育期，痘痘长得很厉害，给女儿买了不少祛痘的乳液、霜体，也使用了不少中药，都不见效，痘痘长得依然很"旺盛"，现在，女儿越来越自卑了，因为班上的学生都在嘲笑她，她连学都不愿意上了。

我明白了母女来前来就诊的目的。我笑道，"其实痘痘的产生有很多原因的，但总的来说，治疗痘痘在饮食、生活作息、皮肤护理、心情等方面都要注意。我这里有一道非常简单有效的中药方，对你女儿这种情况产生的痘痘非常有效果。那就是三豆饮，也称扁鹊三豆饮。何谓三豆饮，就是用红豆、黄豆和绿豆三种豆子，以1:1:1的比例加上适量甘草磨成粉末，用来泡茶、煮粥均可。这款三豆饮不但能够去除痘痘，还具有消肿的功效。《本草纲目》记载：扁鹊三豆饮由绿豆、红豆、黑豆、甘草节组成，治疮毒初起，又治'天行痘疹，预服此饮，疏解热毒，纵出亦少'。中医上认为痘痘是人体气血过旺，阳热偏盛导致的，而绿豆具有清热解毒和泻火的作用。黑豆是很好的排毒食物，当人体摄取的过多脂肪留在血液中变成毒素难以排出去，会导致人体脸上长痤疮，就是痘痘，而黑豆中的卵磷脂则能防止毒素堆积，具有排毒养颜去痤疮的功效。红豆又叫赤小豆，当人体由于心火过旺，湿热内扰导致脸上长痘时，红豆的利水消肿，健脾养胃功效就发挥出来了，加上红色入心，具有补心益气的作用。由此开来，三味豆制品加在一起煮汤饮，实为祛痘的良方，很多历代医家经常将此方用来治痘疹、疮毒之症。有多年实践验证，此偏方药性平和，味甘而淡，不伤胃气，还有清热解毒，活血祛风，养肝润肺，滋燥生津等作用。而且有滋养之功，但滋而无滞，虽清热解毒，但清而不伐。"

母女俩非常高兴，离开诊所的时候，我还叮嘱她们："想要治疗痘痘，在饮食上，要少食油炸、油腻、烧烤类的食品；少食辛辣刺激性的食物，拒绝饮酒抽烟；少食高糖高脂肪类食物，如蛋糕、巧克力、冰淇淋、蜜饯等；少食高碳水化合物，如土豆、红薯等。在生活作息上，要按时睡觉起床，以早睡早起为原则，不熬夜；多食蔬菜水果，多摄入高纤维食物，多喝水，保持大便通常。根据自己的肤质选择合适的护肤品。最好用温水洗脸，或者用温冷水交替，每天 2~3 次，千万不能用手指挤压痘痘和皮损之处，也不能使用含有激素的外用药膏，以免痘痘加剧。很多女性都喜欢使用皮炎平、皮康王等，这些外用中药含有很多激素，刚用的时候，痘痘可能会有所改善，但是由于激素会刺激皮脂腺增生，使分泌更旺盛，时间一长，痘痘会更加肆虐。最后，也是最为重要的一点，一定要调整好心态，保持一个愉快的心情，能够美容养颜。"

我再次见到这对母女俩在两个月后了。这次相见，小姑娘脸上的痘痘好了很多，不像以前那样多了，整个脸庞光滑了不少。最令我高兴的是，小姑娘看起来自信了很多，脸带微笑，比上次看起来漂亮多了。

注意 豆制品易胀气，因此脾胃不好的人慎用此方。

蒜瓣，轻松解决扁平疣

小偏方

取几颗蒜，切成和疣同样形状与大小的薄片，贴在疣上，每日早晚各贴一次。连续使用半个月。

具体表现

扁平疣。

贴心小故事

小于最近连门都不敢出，女朋友来看他都吃了闭门羹，女友心中疑惑，电话里问道什么原因。原来小于这两天脸上、手臂和手背上长了不少黄豆大小的圆形隆起的斑斑点点，颜色是淡褐色，还有灰黄色，这令他烦恼不已。因为小于这两天正在求职期，不少单位打电话约他面试，他都不敢去，这幅"尊容"怎么去应聘，那不是要把别人吓跑了？

女友直叹气："你这个家伙，明知道找工作期间，还不赶紧上医院瞧去，躲在家里有用吗？"于是，女友带着小于找到了我。

我仔细观看了小于脸上的斑点，告诉二人，小于得的是扁平疣，是由一种叫做人类乳头瘤的病毒感染皮肤引起的，青少年最是容易得。

二人急了，急忙询问我方法。

我安慰他们说："扁平疣一般无明显不适，一般呈慢性疾病过程，属于良性疾病，而且很容易治愈的，对人体也没有什么严重危害，大可不必担忧。我有一个方法，治疗扁平疣经济实惠有效，那就是用蒜瓣固定在扁平疣上，每日早晚各贴一次，一般来讲两周左右的时间就可以治愈。你们回去试试吧。"

听完我的话，二人悬着的心放下来，离开了诊所。

大约一个礼拜，小于精神抖擞的来到了我的诊所，我一看，他脸上、手臂和手背上的扁平疣都没有了，整个人显得神采奕奕。一看到我，他就高兴地说："医生，真感谢你，用了你给我的那个小妙方后，效果真是好极了，才五六天的时间，扁平疣就没有了，我可以信心十足地去找工作了。不过，为什么大蒜有这么强大的作用呢？"

我点点头，也笑着说："这说明你体质好，体质好的人大约四五天的时间就能治好的。因为大蒜里所含的成分——大蒜油和大蒜素等，有很强的灭菌和杀病毒作用，另外，大蒜还能激活人体免疫活细胞，促进免疫细胞有效快速杀灭病菌和病毒。"

注意 由于大蒜有一定的刺激性，敷在脸上有的人会容易过敏，也可以用其他的方法，例如，采集新鲜蒲公英，洗干净后反复在疣上擦拭，每次至少擦五分钟，每天擦三次，擦完后不要立即洗掉，让蒲公英汁液在脸上多停留一会。因为蒲公英也有抗病毒能力，一般一个礼拜后就能见效。

汗斑不发愁，"艾叶菊花"洗一洗

小偏方

取艾叶 50 克，干菊花 50 克，将二者放入澡盆中，用热水浸泡 5 分钟，然后用此水沐浴即可。

贴心小故事

卢振林是个快递员，成天风里来雨里去的。正值夏季，包裹又多，卢振林整天马不停蹄地送包裹，加上天气热，当真是汗流浃背，为了工作，也没办法。

具体表现

夏季出汗过多导致身体出现不痛不痒的汗斑。

这两天，卢振林发现自己的前胸与后背出现了一些小斑点，不过不痛不痒的，他也没管，哪知过了几天，整个后背长满了斑点，连成了一片，他赶紧买了皮炎平来涂抹长斑点的地方，谁知涂了后，原本不痛不痒的斑点越来越多，而且越来越痒了，他有点慌了，跑到诊所里咨询我。

我仔细看了下他身上出的斑，原来是汗斑，于是对他说道："你这是汗斑，又叫花斑癣，通常在夏季常见，是因为出汗多而引起的皮肤疾病。由于你的工作性质，很容易得这种病，因为出汗多，导致皮肤长期处于炎热与潮湿的环境，使得一种名为'糠秕马拉色菌'的真菌趁虚而入，在皮肤上繁殖生长。一般来说，夏季很多人会得汗斑，因为不痛不痒，到了秋季会自愈，而你呢，错就错在抹了皮炎平软膏，因为这是激素药，会抑制皮肤的免疫能力，导致真菌繁殖得更多更快，用杀真菌的达克宁就能治疗好的。"

"用达克宁后就可以痊愈吗？不会再犯了吧。"卢振林问道。

我想到他的工作，要治愈好汗斑，最重要的是预防汗斑的再次复发。于是，我对他说道："我教你一种方法，既能治疗，又能预防，那就是用艾叶和菊花泡澡。因为艾叶和菊花都有抗菌抗病毒的作用，对金黄色葡萄球菌、大肠杆菌、肺炎链球菌、表皮葡萄球菌、白色念珠菌等均有抑制和杀灭作用，你隔天用艾叶和菊花泡澡，真菌在皮肤上无处安家，可以让你安然度夏。"

果真，听了我的话，卢振林一个星期会用艾叶和菊花泡澡三四次，用艾叶和菊花水擦洗患处，这样坚持了一个夏天，汗斑再没有复发了。

注意 艾叶和菊花泡澡，老少皆宜。很多婴幼儿易出湿疹，加上新陈代谢快易出汗，用艾叶和菊花泡澡能有效治疗婴幼儿湿疹以及出汗导致的汗斑。

用对番茄汁，拂去老年斑

小偏方

取大小中等的番茄1~2个，去皮后，切块放入榨汁机中榨汁即可饮用，一天饮用1~2杯。

贴心小故事

具体表现

额头、手臂、肚皮或者胸前等部位出现脂褐质色素斑块。

一天，隔壁童大爷的媳妇童太太心急火燎地跑到我家。一看到我，就撩起衣服让我看，原来她肚皮和前胸位置，加上额头和手臂上长了不少斑点，呈脂褐色。

"小刘，你说这可怎么办，这都是些什么呀？"童太太满脸焦急。

童太太虽然有50多岁，但是非常爱美，平常很是注重自己的形象，精气神非常好。现在斑点长在她的脸上和手臂这样明显的地方，她不着急才怪。

于是，我小心翼翼地斟酌自己的语句："童太太，你不用担心，这种斑块在医学上称为'脂溢性角化'，上了年纪的人很容易得，就长在额头、手臂、肚皮或者前胸等位置，不过也有一些会出现在心脏、血管以及肝脏和内分泌腺等地方，会影响脏器的正常功能，所以不可小觑。"

"什么？上了年纪就会得？难道，这就是所谓的老年斑？"童太太一脸的不可置信。的确，要童太太承认自己上了年纪，这对她的确是个打击。

我于是立即安慰她道："不过，童太太，你也只是刚刚出现老年斑，只要护理得当，是很容易消除并预防老年斑再生的，毕竟，您现在还很年轻。"

童太太脸色果真好转了很多，"那小刘，你告诉我方法，怎么去掉呀？"

"很简单，每天喝西红柿汁，坚持喝一段时间，不单老年斑淡化并消失，而且会发现皮肤变白变细腻了很多。"我说道。

"西红柿？这么简单？你没有唬我吧。这也太简单了！"童太太明显还不相信我。

"是的，西红柿虽然很常见，但是别小看了它。它的作用大着呢，西红柿汁中含有丰富的维生素、碱性元素、纤维素以及果胶等，最重要的是含有番茄红素，番茄红素是一种很强的抗氧化剂，能够改善老年性黄斑病变。有研究表明，人体血浆中番茄红素的含量越高，那么癌症和冠心病的发病率就会越低，而且还能抑制细菌生长，清除人体体内自由基。另外，番茄中的一种物质——谷胱甘肽，有抗癌、防衰老的功效，加上富含维生素C与维生素A，常食能够增进食欲，并延缓衰老，美容养颜。"我对她解释道。

"原来如此，我平常吃西红柿吃得少，因为不太爱吃酸的。现在知道西红柿有这么大的功效，为了健康，为了美，我也要天天吃。"于是，童太太便回家了。

就这样过去了三个月，我工作忙，常常早出晚归的。一天，又碰见了童太太，这次见她，发现童太太的精神比上次要好，而且貌似变白了，皮肤细腻了不少，要知道正值夏季，加上童太太爱去广场跳舞，一个夏天快过完了，居然没有晒黑，反而变白，细瞧，之前的老年斑都不见了，她也很愉快地向我表示了感谢。

注意 番茄汁一般人群都能服用。根据食物相克原理，番茄忌与牛奶同食。

卷心菜+话梅肉，轻轻松松赶走雀斑

小偏方

卷心菜200克，苏式话梅10个。卷心菜洗净后切段，话梅掰开去核，将话梅肉切碎，然后下锅和卷心菜一起翻炒即可。

具体表现

雀斑。

贴心小故事

马上就要到夏季了，夏季是很多女孩们都喜欢的季节，因为可以展示傲人的曲线和无暇的肌肤，但阿娟心里发愁得很，因为只要夏季一到来，她脸上的斑斑点点就冒出来了，没错，就是雀斑。

小娟记得她在 7 岁的时候，鼻头上就长出了几颗小雀斑，到青春期的时候，鼻头和两眼下方又长了不少雀斑，一个个呈褐色针头至小米粒大小。冬天的时候雀斑淡一些，还不是很清楚，但是一到夏季，尤其是经过太阳一晒，雀斑便加重增多了，粉底都盖不住，而且夏天打粉底，没一会就被汗水弄脏了，这令爱美的小娟烦恼不已。

一天，她因为感冒来到诊所，走的时候突然想起雀斑的问题，顺口问了问我，我于是告诉她："雀斑是一种浅褐色小斑点，针尖至米粒大小，呈圆形、卵圆形或不规则形，无自觉症状，见于皮肤暴露部位，对称发生，尤以面部多发，常出现于前额、鼻梁和脸颊等处，偶尔也会出现于颈部、肩部、手背等处。多见于女性，青春期最明显，每到夏季时，日晒皮损加重，冬季减轻。你每天吃卷心菜炒话梅肉，可以淡化甚至赶走雀斑，开心过夏天。"

她来了兴趣，于是咨询我方法，我告诉她，"用卷心菜切段和剁碎了的话梅肉一起翻炒，因为卷心菜富含维生素 E，维生素 E 能够抗自由基，抗衰老，促进人体皮肤血液循环和肉芽组织生长，莹润肌肤，最重要的是，维生素 E 可以抑制人体内的脂褐素过氧化，从而阻止脂褐素，即雀斑在脸上的沉积。另外卷心菜还含有一种成分，那就是叶酸，叶酸对于女人来说是非常重要的，能够抗衰老，抗氧化，美白养颜。如此看，每天吃这道菜，时间长了，对淡化并赶走雀斑是非常有效果的。"

这对小娟来说无疑是福音，她回家后果真时不时地吃这道菜，到了三伏天的时候，她惊喜地发现，脸上的雀斑不像以前有增多加深的迹象，而是淡了很多，有些甚至消失不见了。

注意 话梅含盐分很高，注意食用不要过量，而且高血压的人群忌服。

木瓜红枣莲子蜜，祛斑又除皱

小偏方

取一个木瓜切成两半。红枣 8 枚，莲子 10 颗，蜂蜜和冰糖少许。将木瓜里的籽掏洗干净，把红枣、莲子、蜂蜜和冰糖放进去，再用另一半木瓜盖上，可用牙签将两半木瓜固定住，然后把木瓜放入锅中，隔水蒸 15 分钟即可。晚上睡前服用，美容养颜，祛斑延衰老。

具体表现

年龄增大引起的皮肤斑点、皱纹等。

贴心小故事

秋冬季节，皮肤很是干燥，我这几天照镜子，总感觉自己这段时间老了不少，两颊上长出了细细的斑点，还有愈长愈多的趋势，眼角也冒出了鱼尾纹。作为一名女人，我也爱美，看着镜中的自己，一计悄然上了心头。

从诊所下班后，我在市场买了木瓜、红枣和莲子。回家就开始捣鼓起来了。不一会，一道暖乎乎的木瓜红枣莲子蜜就做好了，我有信心，连续吃一段时间的木瓜红枣莲子蜜，斑点淡化甚至消失了，就连鱼尾纹，也能被"熨平"。

连续吃了两个月，正进入深冬季节，诊所里有不少女孩子由于季节的干燥，皮肤粗糙长皱纹，有的还长了斑点。而我由于一直在吃木瓜红枣莲子蜜，所以皮肤看起来比较细嫩，之前的斑点都不见了，皱纹也淡化了不少，因此不少女孩子来向我取经，我也毫不吝啬地告诉她们，就吃木瓜红枣莲子蜜。

"木瓜红枣莲子蜜？刘医生，你就是吃这皮肤才变好的吗？"她们问道。

我点点头，"没错，女孩子都知道呀，木瓜、红枣和莲子这三样可都是美容养颜的佳品，配合在一起，在秋冬季节食用，可以抵御干燥的气候。木瓜历来就是美容丰胸的佳品，木瓜所含的酶还具有健脾和胃，嫩白肌肤，丰胸美乳的功效；红枣则可以补气血，调整女性内分泌，要知道，女性一旦内分泌紊乱，会直接影响到皮肤的状态；莲子则能清心除烦，调经益气，调养身体。

而红枣和莲子搭档，加强了调经养颜，补血润肤的功效，三者搭配，祛斑除皱之功更甚。而且这道甜品可口美味，真是再好不过的选择了。"

"原来如此，刘医生，你看病有一手，没想到你美容也有一手呢。"女孩们纷纷说道。

后来，诊所很多女孩们都在吃木瓜红枣莲子蜜，她们的脸色一天天红润，一天天嫩白，什么斑点、皱纹都被"喝"掉了。

注意 莲子可先去心，因为莲子心味苦，以免影响口感。

脾虚型湿疹，薏仁粳米粥帮你治

小偏方

薏苡仁 30 克，粳米 100 克，洗净后一同放入锅中共同熬煮成粥，盛食前加冰糖调味即可。连续服用半个月，早晚各一次。

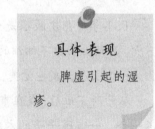

具体表现

脾虚引起的湿疹。

贴心小故事

贾鑫是个北方人，来到南方有一两年的时间，她非常不适应南方的气候，天气湿热、潮闷，她感觉身上黏糊，每天都要冲好几个澡。更重要的是，正值炎热夏季，她感觉心里像火烧一样，甭提有多难受了，她只能每天吃很多冰棍，喝很多冷饮以此来解渴，并且由于工作特性，她的工作环境是一直呆在空调房里的，正由于如此，贾鑫悲催地发现，就这几天，自己脸上和手臂上长出了粟粒大红色丘疹，还感觉瘙痒难耐，另外胳膊外侧还伴有渗水现象，这严重影响了她的工作和心情，因此，慌张不已的贾鑫急匆匆来到我的诊所。

听完她的描述，我再仔细观察她身上和脸上的丘疹，一看，我立刻明白了，这是很明显的湿疹。并且在我的咨询下，我了解到贾鑫的生活习惯，例如爱吃冷饮、吹空调等，这些都会导致湿疹的产生。

"这是什么原因呢？医生，我听说湿疹是很难痊愈的，你一定要帮我想想办法呀。"贾鑫倍感焦急。

"你也不用着急。根据你的描述，因为你喜欢吃寒凉和甜腻食物，时间久了，导致脾胃受伤失和，体内的水分无法代谢出去，造成了体内'湿热'，而且这段时间气候也潮闷，因此皮肤受到了内外湿结合的刺激引发了湿疹，也就是身体功能失调导致的。湿疹没有得到准确的护理就会反复不愈，拖的时间长了，长湿疹处的皮肤会感觉灼热瘙痒和发红等燥热症状。你这种湿疹就是脾虚引起的湿疹，顾名思义，就是要从调理脾胃做起，才能治疗湿疹。"我忙安慰她。

我接着向贾鑫推荐方法："其实治疗你这种湿疹，每天喝碗薏苡仁粳米粥，坚持一段时间，湿疹就痊愈了。你千万别小看薏苡仁粳米粥，这可是治疗脾虚型湿疹最好的'良药'，薏苡仁是中医极为推崇的具有'健脾祛湿'功能的药物，薏苡仁性寒凉，味甘，李时珍在《本草纲目》中大力赞扬了其利水消肿、健脾祛湿、除痹排脓之功，曰其'薏苡仁，阳明药也，能健脾益胃。虚则补其母，故肺痿、肺痈用之。筋骨之病，以治阳明为本，故拘挛筋急、风痹者用之。土能胜水除湿，故泄泻、水肿用之'。"

贾鑫如获至宝，告诉我，她一定会按照我给的药方好好服用的。

大概过了20天，贾鑫特地致电告诉我，喝了薏苡仁粳米粥后，她的湿疹一天比一天好转，现在已经完全好了。我听后也很高兴，每一位病人的康复都是医生的欣慰。

注意 薏苡仁粳米粥其实不单适用于成人，还适用于宝宝。宝宝生下来后很容易得湿疹，用这个方法让宝宝喝点汤饮，能加快湿疹的康复。

神经性皮炎，有了"雄黄巴豆"不再愁

小偏方

去壳巴豆25克，雄黄5克。将此两种药物磨成粉末混合在一起。取纱布一块，叠成适宜的厚薄度，把粉末包在纱布内，涂抹患处，每日涂抹 2~3 次，每次涂抹 5 分钟，涂抹后 30 分钟内不要清洗患处。

具体表现

神经性皮炎。

贴心小故事

高经理是名外资企业的销售经理，压力非常大，为了工作经常出差，并且三餐无定时，加班也是家常便饭。

有一天，高经理感觉自己右手胳膊肘处以及颈部处瘙痒难耐，他仔细一看，发现这两块地方长出了红色的皮疹，颈部处的皮肤还呈现苔藓样，王经理感觉到自己患上了皮肤病，于是买了皮炎平和马来酸氯苯那敏等药物来涂抹，哪知涂抹了几天，一点效果也没有，并且那几天天气炎热，出汗多，而瘙痒加剧了，于是百忙中抽空去医院做检查，来到了我的诊所。

我仔细观察他患处的皮肤，患病部位出现了片状的淡红色皮疹，还伴有瘙痒症状，脖子处确实已呈现出苔藓样改变，王经理患的是神经性皮炎。

王经理忙咨询道，什么因素会导致患上神经性皮炎？并且告诉我他使用激素性软膏一点效果都没有。

我告诉他："西医上认为神经性皮炎是由物理或者化学因素引起的皮肤炎症性病变，因此多用激素性药膏以及抗组胺药物来治疗，但通常效果不怎么好。而中医上认为神经性皮炎是由于患者忧思心烦，七情伤肝，心火内生导致的。一般针对神经性皮炎，认为用巴豆和雄黄磨成粉末来涂抹患处效果较好。因为雄黄性温，可入肝经，虽然有毒，但却可以以毒攻毒，可以解毒杀虫，燥湿祛痰；巴豆性辛，也有毒，入胃经和大肠经，可通泄泻，祛痰杀虫，祛寒通关窍，二者合用，则能燥湿止痒，能够有效治疗神经性皮炎。"

果然，在我的医嘱下，半个月后，王经理用此方治好了他的神经性皮炎。

注意 由于雄黄和巴豆都有很强的毒性，因此此方只可外用，不可内服。

冻疮，"酒+辣椒"来帮忙

小偏方

取红辣椒20克，切碎，放入100克50度以上的白酒中浸泡7~10天，之后可以用棉签蘸取药液涂抹冻疮患处，每日涂抹至少2次，连续使用1周以上。

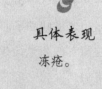

具体表现

冻疮。

贴心小故事

天气很冷，寒风凛冽，燕燕和每年冬天一样，又患上了冻疮。她的耳朵和手指肿的像萝卜一样，还很痒，甭提有多难受了。

为了治疗烦人的冻疮，燕燕按摩患处，搽冻疮膏，都无济于事，她是个爱美的姑娘，可是一出门，伸出手来，就是一双红红的萝卜手，很煞风景，听闻我这有不少治病的偏方，于是来到了我的诊所。她首先询问我，为什么有的人易患冻疮，有的人一冬天都不患呢？是否和体质有关系？

我告诉她，手脚和耳廓是人体血液循环的末梢部分，血管内的血流到达此处本身就缓慢，而当气温降低时，末梢循环变得更为缓慢，尤其是当气温低于10摄氏度时，耳廓和手脚处的皮下小动脉遇冷收缩，静脉回流不畅通，因此产生了冻疮。而且易患冻疮的人多为阳虚体质，这种体质的人通常血液运行不畅，易凝滞经脉，导致阴寒冷气滞于脉络，冻疮反复不愈。

"那刘医生？你这有什么偏方呢？我听闻你擅长用偏方治病，我涂抹过冻疮膏，无效，也按揉患处，由于疼痛，也没坚持。"燕燕再次询问到。

"我这的确有一个不错的偏方，而且很简单，就是用红辣椒泡酒，然后用来涂抹患处，坚持涂抹一个星期，就能见效。辣椒具有温经散寒，活血化瘀，消肿止痛的强大功效，用白酒一泡更能增其祛寒、痛血脉之药势。因此，冬天的时候在洗手洗脚的水里丢上一两个辣椒，能起到很好的预防冻疮的作用。就算已经生了冻疮，亦可用辣椒泡酒来涂抹，治疗冻疮也很有效果。"我对她说道。

"哈哈，好方法，简单易行。我回去试试。"燕燕很高兴，准备回家。我再次叮嘱她："在使用此方的同时，你还是应该多按揉冻疮处，把凝固的血液揉散，改善末梢血液循环，而且如果冻疮处瘙痒难耐的话，也不可用手去抓，更不能抓破，否则易感染。"燕燕忙答应着。

果然在我的意料中，燕燕一个星期后便告诉我，用了辣椒泡酒那个偏方，她的冻疮就好了，现在双手还有些许冻疮痕迹，但是就快消失了，现在出门再也不用遮遮挡挡了。

注意　辣椒水治疗冻疮确实很有效，但是也不能经常用，因为辣椒性辛，有一定的刺激性，经常用的话对皮肤有刺激。

得了灰指甲，"陈醋大蒜"显神功

小偏方

取半斤大蒜，剥干净后捣碎，取半斤陈醋，一齐倒入一个开口较大的广口瓶中，密封一天左右即可把长了灰指甲的手或脚伸入其中浸泡，每次浸泡20分钟左右，连续坚持半个月就可见到明显效果。新指甲慢慢长出，灰指甲渐渐脱落，此方简单易行，实施无痛苦，胜过手术治疗。

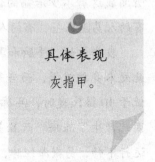

具体表现

灰指甲。

贴心小故事

佳佳最近非常苦恼。她是一名脚模，长着一双胖瘦合度，嫩白纤细的脚，但是最近，她发现自己左脚的大脚趾和中指指甲的颜色由之前的晶莹透明之色变得暗淡了些，起先她并没有在意，心想应该是涂抹指甲油造成的颜色脱落，可是没过多长时间，她发现指甲居然变黄了些，她这才慌了神，网上一查，居然是灰指甲，这可令她慌了神，这若是旁人得了灰指甲也就罢了，但她是一名脚模呀，这不等于是毁了饭碗吗？于是她赶紧在药店买了脚癣的药涂抹，哪知没起效，反而更为严重了，万般着急下，在朋友小白，也就是我的外甥女的帮助下来到了我的诊所。

我劝她不要太着急，并告诉她回家用同等比例的大蒜和陈醋浸泡，用来泡脚，连续泡10天以上，就见效了，灰指甲就会慢慢脱落，新的指甲也会重新长出来。

她将信将疑，连忙问我其中的原理，我告诉她："灰指甲其实是一种传染性疾病，主要是在人甲上传播的，传播的微生物叫做病原真菌，大蒜性味辛，含有一种名为硫化丙烯的辣素，这种辣素杀菌效果很好，对一些病原菌和寄生虫均有杀灭作用，佐以陈醋，陈醋具有软化指甲兼具杀菌的双重功效，我这里很多灰指甲患者用这个方法可谓每每见效。"

佳佳如获至宝，非常高兴地离开了诊所。后来，我从外甥女小白的口中得知，用了蒜醋泡酒，仅10天左右，佳佳的灰指甲就没有了，长出了更为嫩白晶莹的新指甲。

注意 由于陈醋具有腐蚀作用，因此此方中装蒜醋的容器最好使用玻璃瓶，禁忌使用铁、铝等容器。另外，在泡脚或者泡手的时候，蒜醋溶液必须漫过病甲，如果不能漫过，可以加陈醋。

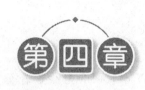

第四章

五官科，小偏方让你
耳聪目明、口鼻健康

用野菊花洗眼睛，红眼病马上逃

小偏方

取野菊花100克，连同500克水一同放入锅中煎煮，约10分钟后，待野菊花水稍冷却后，用来轻轻擦拭眼睛。每天2次，坚持服用3~5天左右，即可见效。

具体表现

眼睛疼痛，畏光，流泪，结膜充血等红眼病症状。

贴心小故事

三月天气晴朗，我抽了个时间和老公带着女儿去春游。一路上，女儿非常高兴，对路边的花花草草非常感兴趣。

突然，我看到山坡上有野菊花，我突然想起来，早上出门时碰到隔壁童太太，她说自己患上了红眼病，眼睛又酸又累又痛，当时忙着赶路，也没多寒暄。野菊花可是治疗红眼病的好药材呀，于是我摘取了不少野菊花带回了家。

敲开童太太家的门，童太太看见我如见救星，忙问我应该怎么办。

我连忙安慰道童太太："你别着急，春季是红眼病多发的季节，在中医上称为传染性结膜炎，因此这两天你应该多在家里休息。这种病一般分为细菌性结膜炎和病毒感染性结膜炎，在中医上认为是由于外感风邪导致的，在治疗上就应该以清热散风、散邪解毒为主。我今天在郊游回来的路上，看到路边有野菊花，我给你摘了一些回来，你用野菊花煎煮水，然后来擦眼睛，或者喝上一碗野菊花汤，对治疗眼病有很好的疗效。"说完，我把手里拎着的野菊花给了童太太。

童太太感激地说道："小刘，太感谢你了。不过，你教教我，野菊花为什么能治疗眼病呢？"

"野菊花性寒，味微苦辛，具有清热解毒、散风祛邪的作用，不仅对红眼病，用野菊花泡茶喝或者用野菊花来泡澡对咽喉肿痛、目赤疮病、皮肤瘙痒等都具有治疗作用呢。"我解释道。

童太太恍然大悟。我最后还告诉童太太，野菊花不好采摘，可以到药店买干野菊花，效果也是一样的。

不出三天，童太太的红眼病就好了，在小区的广场舞的队伍里又能找到童太太的身影了。

注意　因为红眼病是由于外感风邪所致，因此在饮食上忌食葱、姜、大蒜、狗肉、羊肉等热刺激性食物，就连牛肉、鱼虾等发物也不能食用。另外，红眼病也可以用药物来治疗，如细菌性引起的红眼病可以用抗生素眼膏，若是病毒性引起的红眼病，则用抗病毒的药物，如病毒唑眼药水等。若红眼病严重，请及时就诊眼科。

枸杞叶猪肝汤，改善"夜盲"有绝招

小偏方

取枸杞新鲜叶 100 克，猪肝 150 克，葱姜适量。先将猪肝用水浸泡加盐 1 小时后，切片，枸杞叶洗净。架锅倒油，放入葱姜炒出香味后加水适量，水开后放入猪肝，猪肝煮熟后，在关火前 3 分钟放入枸杞叶，加入盐、鸡精调味即可，每周服用 2~3 次。

具体表现

晚上或暗环境下视物不清，夜盲症。

贴心小故事

孩子的健康永远是妈妈最操心的。一大早，沈女士急匆匆地来到我的诊所，手里边拉着一位五六岁大的孩子。

沈女士说："昨天晚上带孩子出去散步，奇怪的是，孩子说他看东西模模糊糊，前面有时候有障碍物都发现不了。这可把我急坏了，赶紧带他来见你。其实这之前，他就跟我说过几次，晚上看不太清东西，我都没往心里去。都怪我……"

沈女士还在自责，我仔细观察这孩子，发现他肚子挺大的，而且面黄肌瘦，我于是断定他是由于脾胃虚弱导致的夜盲症。我把话一说，沈女士很是着急，忙问我应该怎么办。

"小儿脾胃虚弱会导致夜盲，而且有腹大、面黄肌瘦等症状，你看看，看起来脸色就不太健康。不过你也不用担心，每周给孩子吃两三次枸杞叶猪肝汤，一段时间后，孩子的脾胃好了，夜盲症也就没有了。"我忙安慰她道。

这下沈女士稍微放了点心，"枸杞叶猪肝汤，这个好办，但是真的能治疗夜盲吗？"

"是的。这道汤有补虚益精、益睛明目的作用，不单单适合夜盲症，长期对电脑工作的人士以及视力低下的人群服用此汤效果也很好，就算健康人士服用此汤用来保健也是不错的。猪肝性甘归肝经，富含维生素A，常食猪肝对眼睛非常好，能够消除眼部疾病，如眼疲劳、眼干、眼涩、夜盲等问题。另外，猪肝亦是很好的补血食物，对气虚血弱，面色萎黄，精神不振，缺铁性贫血者非常适用，而且对肝血不足引起的视物模糊、夜盲等有治疗作用。枸杞叶就不用多说了，大家都知道，枸杞具有滋阴补肾、益睛明目的作用，枸杞叶和猪肝搭配，效力增强不少。"我解答沈女士的疑惑。

"原来如此，不过刘医生，我还有一点担心，都说猪肝毒素太多，每周吃两三次，对于孩子来说真的没有问题吗？"沈女士提出了最后一个疑问。

"其实，肝脏是解毒器官，猪肝发挥了解毒作用后，经过猪肝脏代谢的毒物就能随着胆汁分泌而排出体外了，应该说，正常的猪肝是无毒的，可以放心使用。但也不宜餐餐服用，每周吃两次左右是完全没有问题的。但是现在市面上激素猪很多，对肝脏有一定的影响，因此如何购买健康的猪肉就显得尤为重要。在食用猪肝前，最好用盐水浸泡猪肝一小时再烹调，这样就很安全了。等到夜盲症有改善的时候，可以改为每周食用一次枸杞叶猪肝汤。"我说道。

注意 猪肝虽好，但不宜餐餐服用。猪肝富含维生素A，而维生素A是脂溶性维生素，使用过多会造成机体负担，引起毒性，导致毛发脱落或发疹等症状的出现，因此食用猪肝应有度。

治疗针眼，热敷效果好

小偏方

取一块纱布，叠成好几层，放入热水中浸泡，拧干后直接敷在双眼处，几分钟后再次换水热敷。每天进行 3 次。

具体表现

针眼。

贴心小故事

雨轩爱美，但是最近，右眼上面长了一个疖肿，很痛很痛，而且影响视线，当然也非常不美观。雨轩心里又气又急，请了 2 天假，来到我的诊所就诊。

我仔细一看，原来雨轩患上了"针眼"。于是对她说道："你患的是'针眼'，医学上有个名称叫做'麦粒肿'，是一种眼睑腺急性化脓性炎症，这种眼疾虽然不是大病，但是非常影响美观，而且眼睛疼痛，发作起来那种火急火燎的疼痛会让人坐卧不宁，不及时治疗的话，后期如果红肿流脓会更加影响工作和生活，甚至留下疤痕。"

雨轩一听急了，"那怎么办呢？医生，我昨天发现突然长了针眼，现在还不晚吧。"

我安慰她道："你来医院很及时，早期的针眼自己在家好好调理一下，很快就能恢复的。我建议你热敷，热敷对早期针眼很有效果。用一块纱布，用热水浸泡后拧干直接敷在双眼上，隔几分钟换一次，每天进行3次，过不了多久，针眼就没了。

"这么有效？这种方法也太简单了吧？确定不用打针吃药吗？"雨轩问道。

"是的，这种方法虽然简单，但效果很好。因为热敷眼睛可以促进眼睛局部血液循环，加速血液流动，扩张血管，打通经络，起着消肿止痛、消炎止血的作用，而且热敷会使得针眼处的黄脓自行穿破，这个时候可用棉签轻轻拭去，很快针眼就会痊愈了。"

果然，热敷针眼 5 天左右，针眼就几乎完全消退了。雨轩来复诊的时候，对我说道："没想到生活中小窍门如此之多，就像这次，生活中稍微注意一点，不花一分钱就能轻松治疗针眼，或者把针眼消灭在萌芽状态。"

注意　如果热敷没有让针眼黄脓破溃，则应该去医院进行手术排脓，切忌用针自行挑破，因为用针头自行挑破黄脓，会容易引起感染，严重的话还会引起败血症或者海绵窦栓塞，导致细菌或病毒引发全身，造成不可收拾的后果。

黑豆炖狗肉，治疗耳鸣有一手

小偏方

黑豆 200 克，狗肉 500 克，洗净后一同放入砂锅中，加适量水、盐、姜片适量，炖烂后即可佐餐食用。

具体表现

肾阳虚引起的耳聋、耳鸣。

贴心小故事

我的诊所今天迎来一对老夫妻，看样子均有 70 多岁了。二人就诊的原因是大爷这段时间以来总感觉两耳嗡嗡响，别提有多难受了，别人讲话都听不清楚，还伴有腰膝酸软、水肿的现象。

我一听即明白了。最近天气转凉，不少上了年纪的人都有此症状。我告诉林大爷，这是由于肾阳虚导致的耳鸣，在家多吃黑豆炖狗肉，吃一段时间，耳鸣、水肿、腰膝酸软的症状就没有了，而且还能强身健体。

林大爷很是高兴，他说自己很喜欢吃狗肉，但是吃得很少，冬天偶尔吃一两次，还不知道黑豆炖狗肉居然有这作用。

我笑道："狗肉可谓是老年人冬令时候的进补佳品，对老年人有很好的补益作用。像您这种肾阳虚引起的耳鸣，吃狗肉太对了，因为中医上有句话称，'肾气通于耳'，意思是肾气不足，肾虚的话不能养血充耳，因此会出现耳鸣，因此治疗上也应该从补肾下手，而狗肉则是补肾佳品。《本草纲目》中认为狗肉有'安五脏、轻身、益气、宜肾、宜胃、暖腰膝壮气力、补五劳七伤、补血脉'的作用，《本草汇言》曰其'能润肾燥'。由此可见，狗肉可温肾助阳，回暖补脾，有小便清长、畏寒怕冷、腹痛腹泻、腰膝酸软等肾虚症状的人很适合服用狗肉。另外，黑豆是黑色，黑色属水，水走肾，而且豆乃肾之谷，因此黑豆也具有补肾功能。总之，黑豆和狗肉炖汤，对耳鸣的治疗效果非常棒，您只要吃上三五天，就能感觉明显变化。"

后来，林大爷兴高采烈地离开了诊所，说要去市场上买狗肉和黑豆。我也会心一笑，的确，寒冷季节吃顿狗肉，既治病又满足口腹之欲，何乐而不为呢？

后来，林大爷的耳鸣症状治好了，而且有次碰到我，还说他的体质都比以前好些了，每天都充满活力。

注意 吃完狗肉后不能喝茶，因为茶叶中含有鞣酸，而这种物质会和狗肉中的蛋白质结合，从而产生一种名为鞣酸蛋白质的有害物质。

耳鸣了，别忘了银杏干叶

小偏方

取 2~3 片银杏干叶，放入沸水中泡，代茶饮用，喝一天。

贴心小故事

现如今，生活的环境太过嘈杂，易导致耳朵受到伤害，产生耳鸣。耳鸣不是大病，但是一旦患上耳鸣，会令人感觉很难受。有的人患耳鸣，耳朵声音有如清脆的铃铛声，有的如大卡车行驶过的轰隆声，总之，给人的

具体表现

耳鸣。

工作和生活带来诸多不便。

究其患耳鸣的原因很多，比如贫血、睡眠不足、细菌感染、耳神经中毒、高血压等均有可能导致耳鸣。如果是非病因引起的耳鸣，用银杏干叶来泡茶就能缓解并治疗耳鸣症状。

我父亲有一阵便患上了耳鸣，去医院检查都不是器质性原因导致的，于是我建议他每天用银杏干叶泡茶，连续喝上几天，耳鸣就能解决了。

西医学验证，经常喝点银杏茶可以对耳朵起到很好的保护作用，坚持喝的话，对耳疾和有听力障碍的人群大有裨益。

这是为什么呢？

据研究，德国医生曾用银杏叶片给患者治疗高血压、高血脂症，竟然意外地治好了耳鸣，后来单独用银杏叶片去治疗耳鸣患者均收到了同样的效果。后来研究发现是因为银杏叶中的黄酮、萜内酯发挥了强大的护耳功效，黄酮可以保护毛细血管的通透性，增强动脉血管的弹性，改善耳朵处的血液循环，对动脉硬化引起的耳鸣有一定的效果，现在很多国家，银杏叶片都用来治疗耳鸣与老年痴呆。

后来，父亲听从我的话，每天坚持用银杏泡茶，耳鸣几乎没有犯过了。但是有一点要注意的是，用银杏叶泡茶应该在医生的医嘱下进行，因为银杏叶的有效成分必须经过提纯后才能发挥功效，用银杏叶泡茶效果不是太明显，另外，银杏叶具有溶血作用，大量并长期服用的话，对一些在服用抗凝血药物的患者来说就是很危险的，会出现阵发性痉挛、过敏或者其他副作用。

注意 银杏叶性凉，因此有虚寒性心脏病人禁服。

慢性中耳炎，虎耳草很有效

小偏方

取生虎耳草捣烂取汁，先用 3% 的双氧水清洗耳朵后，再用虎耳草汁滴耳。或者虎耳草汁与冰片混合，用来涂耳朵亦可。

贴心小故事

童童今年 5 岁，有天早上，童童哭着对妈妈说，他的耳朵有点痛，而且耳朵轰隆轰隆的，听不清妈妈说话，还有头痛的现象，妈妈一听急了，带着童童赶紧来到我的诊所。

具体表现

化脓性中耳炎。

通过检查，判断童童患的是急性化脓性中耳炎。看着童童妈妈着急的眼神，我对她说道："8 岁以下的孩童很容易患上中耳炎，急性中耳炎会导致耳鸣、听力下降、眩晕和头痛的现象，这些倒罢了，最为严重的是担心出现并发症。幸好童童发现得很及时，所以你大可放心，用虎耳草汁外用滴耳朵，或者用虎耳草汁与冰片混合用来涂耳，都是非常有效果的。"

妈妈似乎还不是很相信，我再接着说道："虎耳草又叫天荷叶，味苦辛性寒，具有清热解毒、凉血消肿的作用。另外有药理实验证明，虎耳草里所含的岩白菜素、槲皮素、没食子酸等成分的水煎煮药液提取物对金黄色葡萄球菌、大肠杆菌等有抑制和杀灭作用，而化脓性中耳炎正是由细菌感染所致，所以用虎耳草来治疗中耳炎确有良效。"

注意 孩童易得中耳炎通常是由普通感冒或者咽喉感染等上呼吸道感染引起的并发症，因此家长一定要密切注意孩子的身体状况。

口臭人缘差，快用开水泡黄连

小偏方

取黄连 5 克，放入 100 毫升的沸水中，泡几分钟后，即可饮用。如果怕苦的话可以加白糖调味。每天早晚各饮一次，连用半个月。

具体表现

口臭，胃部有灼热感，舌苔黄腻。

贴心 小 故事

丹丹是个漂亮的姑娘，不乏追求者，其中有一位条件非常不错，丹丹很是喜欢，但是自己却不敢敞开心扉接受，因为她有一个难言之隐，那就是口臭。

一个漂亮的女孩却有口臭，难怪丹丹面对心仪者的追求却步。丹丹告诉我，她以前是没有口臭的，但自从去年换了个工作后，工作压力大，精神紧张，这一年来竟然患上了口臭。

我于是检查了丹丹的舌苔，发现她的舌苔黄腻，并且经她描述，饮食无规律，因此消化功能很差，而且还时常感觉胃部灼热，我顿时明白了丹丹口臭的根源。

我告诉她，她由于精神长期处于紧张状态，导致肝气抑郁，而在中医上，肝功主身体气机条达，如果肝功出现问题，不可避免地会出现气滞。

"那么肝气抑郁与口臭有什么关联呢？"丹丹很不明白。

"问得好。在中医五行上，肝属木，胃属土，木克土，肝郁则犯脾胃，导致脾胃失调，消化功能变差，胃肠里的腐食会化火，形成了胃热，而胃热会熏蒸胃里的食物，导致食物发生腐臭并上犯于口，于是产生了口臭。"我说道。

"明白了，明白了，那么刘大夫，在治疗上，我就应该降火理气了？"丹丹问道。

我赞赏地点点头，"你很聪明。是的，要去除你的口臭很简单，每天用黄连泡水喝，早晚各一次，喝约半个月，口臭基本上就没有了。"见到丹丹还要再问的样子，我接着说道："为什么用黄连呢？黄连可是中药里清胃火的能手，清热泻火功效很强，对胃热引起的口臭非常对症，而且很有效。另外，口臭有时候与胃部产生的幽门螺杆菌有关，当胃部滞留了大量食物时，这个菌会在胃部分解而产生氨气，当氨气达到一定的浓度时，就会通过口腔呼出，这种味道就是口臭味，而黄连对幽门螺杆菌的杀灭作用很强，因此用黄连泡水喝，就不用再惧怕口臭了。如果你怕苦的话，可以加白糖调味的。"我把黄连去口臭的原理对丹丹解释得很详细。

"太好了，非常感谢你，刘医生。对了，用黄连泡茶是来清热泻火的，那如何理气呢？"

我笑道："你呀，还真是刨根问底呀，理气的话吃些白萝卜，榨汁就可以了，每天喝上一两杯，萝卜理气，还能刺激肠胃蠕动，其理气的作用不逊色于吗丁啉等药物，另外，萝卜性寒，对胃热最好不过了。"

后来，我从别人口中听说，丹丹越来越漂亮了，她的口臭完全好了，并且大方接受了心仪者追求，正在谈一场甜蜜的恋爱呢。

注意 刷牙的时候还应该要刷舌头，因为舌头上残留着很多食物的残渣和细菌，如果不及时清洗肝经，这些残渣和细菌便会产生硫化物，继而产生口臭，可见，刷舌头也是预防并治疗口臭的一种方法。另外，刷牙的时候刷舌头还可以防止舌苔变得厚腻或黄白。

牙痛，就用"花椒白酒"漱漱口

小偏方

取花椒 10 克，放入适量的水中煮约 5 分钟关火，然后倒入约 50 毫升的白酒，待放凉后，将花椒过滤掉，汁液则倒入一个玻璃瓶中备用。当牙痛时，用牙签沾取适量花椒白酒汁液涂抹在患处，或者咬住牙签，让汁液渗透到牙痛患处，很快便能止痛。

具体表现

牙痛。

贴心小故事

俗话说，牙痛不是病，痛起来要人命。这句话小李可谓得到了最深切的体会。这段时间，小李被牙痛折磨得寝食难安，痛苦不堪，于是小李向我讨教止牙痛的方法。

我告诉他，用花椒白酒液涂抹牙患处，或者直接取一颗花椒，用牙齿咬住，或者将花椒碎末塞进龋齿洞，很快便能止痛。

果不其然，小李回家后，用了我告诉他的方子，牙齿很快就止痛了。他兴奋地向我讨教其中的原理。

我也不吝赐教："花椒自古以来就被医家肯定其对牙齿的作用,《神农本草经》中曰其'主风邪气,温中,除寒痹,坚齿,明目',《本草纲目》中曰花椒'坚齿、乌发、明目,久服,好颜色',并附注曰'治虫牙疼痛,烧酒浸花椒频频漱之',附注中所述的方法就是用花椒水煎煮,然后加入白酒,然后蘸取涂抹在牙痛处止痛。如此可见,花椒可固齿,还能止牙痛,至于花椒止牙痛的原理是什么,西医学研究表明,花椒具有局部麻醉的功效,当液体里花椒的浓度达到20%的时候,花椒的麻醉效力就可以与真正的麻醉药物媲美。而且花椒还可以抗菌杀虫,不仅对各种牙痛具有止痛作用,还对细菌感染引起的牙龈炎、龋齿等有治疗效果。"

"哈哈,刘姐,真是谢谢你了,老张真是好福气呀,有了你,家里等于多了一个活的百科全书。"小李打趣道。

我也笑道向他补充:"花椒白酒液虽然能止牙痛,但是牙痛的原因很复杂,有时候不单单是牙痛,还会导致脸部肿胀,真正牙痛的原因还需要医院确诊,然后对症下药,才是解决牙痛最根本的方法。"

小李连连点头。

注意 有些人因为龋齿导致牙痛,除了此方外,平常最好用含氟牙膏刷牙,多喝茶,因为茶中还有氟,可以让牙齿更好的抗酸防龋。最重要的是要养成一个良好的饮食与生活习惯,少吃酸性刺激食物。

萝卜缨蜂蜜水,专治口腔溃疡

小偏方

取白萝卜缨(白萝卜的嫩叶)500克,蜂蜜20克。将白萝卜缨洗净后放入锅中加水漫过白萝卜缨,开水煎煮,煮沸后约10分钟关火,滤渣取汁,待到温度适宜时调入蜂蜜即可代茶饮用。若口腔溃疡较为严重,创口面较大时,除了饮用萝

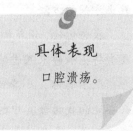

具体表现

口腔溃疡。

卜缨蜂蜜水，还应用萝卜缨蜂蜜膏涂抹在患处。

贴心小故事

北方的初春，天气异常干燥。这不，入春以来的这段时间，我的诊所每天都要接待好几位得口腔溃疡的患者。口腔溃疡虽然不是大病，但患者却痛苦不堪，深受其扰，菲儿就是其中的一位。

"刘医生，我实在是忍受不了了，开口说话都觉得疼，用了不少药，比如西瓜霜、锡类散，甚至还用了抗生素，但是反反复复，总是不好。"菲儿向我抱怨道。

"实际上，吃药、喷药，甚至服用消炎药来治疗口腔溃疡的方法，不仅费用贵，最重要的是溃疡愈合较慢，而且很易反复。其实治疗溃疡，用白萝卜缨煮水调和蜂蜜，每天代茶饮用，效果明显。"我对菲儿笑道。

"白萝卜缨？"菲儿有些疑惑。

"就是白萝卜的嫩叶。一般来讲，当人体患口腔溃疡时，多是因为胃热内盛，或少阴，或心火独旺导致的，在治疗上就应该清热消火、润燥滋阴。而白萝卜缨配蜂蜜就具有这样的功效。中医上认为萝卜缨性平偏凉，味苦辛，可祛热消肿、消炎镇痛，西医学证实其有抑菌生肌、加速创面愈合的作用。蜂蜜的功效则人人皆知，在《本草纲目》中就曾经记载蜂蜜'其入药之功有五，即清热也，补中也，解毒也，润燥也，止痛也'，西医学也认为蜂蜜具有很好的消毒性，因为蜂蜜的成分含水量非常少，75%以上是葡萄糖和果糖，高浓度的糖分决定了蜂蜜具有高渗透性，细菌一遇到蜂蜜，便会被吸走导致脱水而亡。另外，蜂蜜的pH位于3~4.5之间，是酸性食物，而细菌最适宜的生长环境是中性环境，因此，细菌一碰到蜂蜜是不容易存活的。而且蜂蜜中的过氧化氢成分，就是起着杀菌灭菌的功效，现在很多消毒药剂中就有过氧化氢这个成分。由此可见，萝卜缨配伍蜂蜜，组成的萝卜缨蜂蜜水，或者是萝卜缨蜂蜜膏，对口腔溃疡有积极的治疗作用。"我再次解释道。

最后，菲儿高兴地离开了诊所，走的时候说一定要用用这个小妙方。

约5天后，菲儿来到诊所，她告诉我："刘医生，真神了，用了你给我的那个方子后，大概三四天，困扰我很长时间的口腔溃疡就好了。"

我也会心地笑了，"其实萝卜缨蜂蜜水不单单是治疗口腔溃疡，还能治疗皮肤疮疡等症，还可以调理咽喉肿痛、肠胃炎症等。"

注意 由于白萝卜缨不是任何季节都有的，因此患者可在白萝卜缨上市季节多采些备用，制成萝卜缨蜂蜜膏放冰箱储藏，效果一样佳。另外，糖尿病患者忌服。

扁桃体炎不用愁，来点鲜藕绿豆粥

小偏方

取新鲜莲藕 50 克，削皮洗净后切成 1 厘米的小方块，绿豆 50 克洗净，大米 150 克洗净，白糖适量。先把绿豆放入锅中煮沸后放入大米，熬煮约 40 分钟后放入莲藕，再煮约 10 分钟，白糖调味即可食用。可每日饮用，效果更佳。

具体表现

扁桃体炎。

贴心小故事

乐乐今年 9 岁，上三年级，身体发育各项指标都很正常，但是却很容易患扁桃体炎，经常感觉喉咙痛、发热等，有好几次，扁桃体发炎还导致发烧，让妈妈很是着急，甚至起过好几次念头，干脆把扁桃体割掉，但是又听别人说，扁桃体割掉的话孩子的免疫力说不定更低，因为扁桃体本身就是人体一道重要的防御屏障，这令妈妈颇为踌躇。

于是来到了我的诊所，这次乐乐依旧扁桃体炎犯了，妈妈说乐乐这几天连饭都不想吃，因为吞咽很痛苦。

我仔细检查了下乐乐的扁桃体，发现扁桃体充血，表面没有渗出物，我告诉妈妈不用太担心，很多人都会患这种病，并且告诉她，扁桃体是一种免疫器官，因为受到了溶血性链球菌、肺炎球菌等细菌或者病毒的侵蚀而引起了发炎，产生了病变，得了扁桃体炎，患者会感觉咽部不适，喉咙肿痛发红，说话吞咽痛苦，给人造成了生活和学习上的困扰。

"我给你一个小偏方，我这里有好几个患者使用后觉得效果不错，您回去也试试，就是每天给孩子熬些鲜藕绿豆粥，用莲藕、绿豆、大米为材料煮粥，加白糖调味，每天给孩子当早餐服用，长期坚持，就能见效。"我告诉乐乐妈妈。

如此简单？看着乐乐妈妈怀疑的表情，我告诉她其中的原理："别小看这款粥，此款粥鲜滑爽口，口感不错，孩子们都会喜欢。最主要的是这款粥能有效治疗扁桃体炎，因为莲藕性甘寒，具有解热除烦、生津止呕、润燥解渴、利咽凉血的作用，非常适合扁桃体炎、肝炎、咽喉炎等患者食用，并且富含淀粉、氨基酸、维生素C、天门冬素等营养成分，营养价值很高，鲜藕煮熟后，还具有开胃健脾、补血养心的作用。绿豆我们大家都知道，能清热解毒、祛火除烦。不用药不打针不手术就能治疗孩子的扁桃体炎，何乐而不为？就是需要坚持。"

乐乐妈妈很是高兴："刘医生，只要能治疗孩子的扁桃体炎，什么方法我都愿意一试，何况这种方法安全有效，孩子心理上也能接受，我肯定会坚持的。"

有一天诊所来了一位妈妈，说是经过乐乐妈妈介绍来的，说乐乐妈妈在我这治好了孩子的扁桃体炎，对我大加赞赏，这次，她的孩子身体也出现了不适，于是来到了我的诊所，侧面得知鲜藕绿豆粥又治好了一个孩子的扁桃体炎，我心里非常高兴。

注意　煮粥时不要用铁器，因为莲藕遇铁会发黑，影响视觉和口感。另外扁桃体炎患者要多加强自身免疫力，坚持锻炼身体，提高机体抵抗力。

口干，嚼嚼枸杞不用慌

小偏方

每晚睡前取10余粒枸杞慢慢嚼服。

贴心小故事

这天，我和老公去他一个同事家——老王家

具体表现

嘴里津液稀少导致的口干。

做客。到达老王家后，老王热情地邀请我们就座。由于没有看到老王夫人，于是我随口问道："您太太不在家吗？"

听我一问，老王的脸色有些变暗了，"实不相瞒，这段时间以来，我太太总是感觉口干舌燥的，她是一名教师，我想和她的职业也有关系。当教师这么多年，她的皮肤越来越干燥，而且头发变得稀少，心情也不如前几年，有时候唠唠叨叨，这几天回娘家去了呢。"

"原来是这样，老王，如果不介意的话，可以叫您太太明天去我的诊所，我为她诊治诊治可好？"我说道。

"那就太感谢了。"老王异常感激。

第二天，王太太果真来到了我的诊所，年龄40岁上下，看起来挺有气质，但确实脸色不太好，容颜憔悴。我热络地和她聊天，渐渐地她卸下心防，对我倒吐苦水，大意是这些年总感觉身体不太好，头发少，老口干，脾气不好，还影响了夫妻感情。

我安慰她："王姐，您的身体状况我已经了解了，您是因为职业关系，说话多，耗损了身体的水源，因为口水就是我们身体的水源，到了阴阳失衡，阴液不足，尤其是肾精不足时，会感觉口干，加上您这年龄，正是女人最易犯更年期的年龄，人体的器官功能下降，口腔分泌唾液的腺体功能也就下降了。而且口水一少，气血有失运化，而发为血之余，继而导致头发稀少。"

王姐很是惊奇："原来是这样，那你可有好办法？"王姐满脸充满了期待。

"有的，您每晚在睡前嚼服十余粒枸杞，坚持一段时间，口干、头发少、脾气差的这些症状都可以改善的。"我告诉她方法。

"如此简单？"王姐更是满脸的不置信。

我笑道："是的。最好的生津方法，是没事就在嘴巴里嚼嚼枸杞，嚼到唾液满口，然后再一口吞下去。现在我也有事没事把枸杞含在嘴巴里，时间长了，越来越觉得中医学养生博大精深，蕴含的智慧令人不可思议。口里含着枸杞，可补肾益精、养肝明目、滋阴润燥，是我国中医史上推崇效果显著的补阴中药。我国清朝末期有一位医学家张锡纯就曾在他的《医学衷中参西录》中描述枸杞的润肺生津功效，'夜眠时，无论冬夏，床头必置凉水一壶，每醒一次，即饮凉水数口，至明则壶水所余无几。若临睡时嚼服枸杞子一两，凉水即可少饮一半，且晨起后觉心中格外镇静，精神格外充足。'另外，口嚼服枸杞，还有很明显的养颜效果，这是因为嚼服枸杞，唾液分泌，唾液是气血化生而成的，它能灌溉脏腑，滋润肌肤，流通百脉，补养后天之气，将唾液称之为人体的真阴，是丝毫不为过的，因此，我们称唾液为'保持年轻的激素'。"

王姐听完我的讲述后，好半天才答道："我这些年来一直在寻求一种调理的方法，没想到如此简单，我真是后悔没有早些见到你呀。"

我笑道："现在也不晚呀，只要有信心，什么时候都不迟。"

这事就这样过去了，几个月后，老王携带妻子来我家做客了，这次见面，我明显感觉到王太太的变化，她整个人看起来滋润了很多，一脸笑意盈盈，她告诉我，自从她上次见我后，坚持每晚嚼服枸杞，效果令人惊叹，口不干了，脸色好了，精神头也足了，对于老公来讲，最重要的是不唠叨了，夫妻感情也好了。

注意 很多人都有这样的体会，如果看到猕猴桃、葡萄或者是菠萝这类食物，口中的津液就出来了。我们也可以在餐前吃碟小泡菜、酸萝卜之类，或者吃个西红柿、醋拌黄瓜等，也能生津。

"盐水+土豆"，治疗咽喉炎不用愁

小偏方

用棉签蘸取浓盐水，涂抹在咽喉处，让盐水浸润发炎部位。如果觉得这样不好操作，也可以把些许盐倒入一杯热水中，待温度适宜时用来漱口，每次漱口保持15秒左右再吐掉，如此重复几次；新鲜土豆切片，用胶布把土豆片固定在咽喉炎部位，操作起来有一定的难度，可请人帮忙，土豆片干了再换新鲜土豆片。

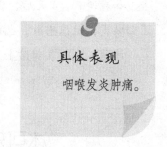

具体表现

咽喉发炎肿痛。

贴心小故事

邱女士今年36岁，好不容易怀上了宝宝，对此她格外小心翼翼，因为33

岁已算高龄产妇了。但是最近，邱女士患上了咽喉炎，喉咙感觉很痛，说话吃饭都很不方便，她又不敢随便吃药，听闻我有很多治疗小病的妙方，于是来到了我的诊所。

我让邱女士张开嘴，用手电筒观察她的喉咙，果真发现喉咙红肿发炎。因为她怀孕已有4个月，用抗生素治疗肯定是不太安全的，于是我建议她每天用浓盐水涂抹咽喉炎部位或者用浓盐水漱口，坚持几天口腔炎就能痊愈。

邱女士非常高兴："真的吗？医生，用盐水漱口就能治好吗？如果是的话，那真是太棒了，我就担心要用消炎药来治疗。"

我微笑道："是的。你现在怀孕了要格外注意。其实人体的咽喉、扁桃体处存在不少细菌和病毒，当人体的免疫力低下时，这些病毒和细菌就会侵袭人体，引发咽喉炎和扁桃体炎，而高浓度的盐水具有杀菌作用，而且对于咽喉部的炎症、水肿或者渗出等均有抑制作用，有诸多禁忌的咽喉炎患者用这种方法就很好，坚持几天，就能好了，对急性咽喉炎、扁桃体炎，甚至是慢性咽喉炎等效果显著。在咽喉部贴新鲜土豆片也能治疗咽喉炎呢，新鲜土豆片中的胆碱烷衍生物茄碱成分，能促进局部的血液循环，当咽喉部的血液循环加强了，咽喉处的免疫细胞就能更活跃起来，增强杀灭病菌的能力，可以说，贴土豆片的方法，不是直接通过灭菌杀毒来治疗的，而是通过扶正气来治疗的。"

"刘医生，谢谢你了，从你这学到了不少。"邱女士临走时感激地说道。

如我所料，4天后，我接到邱女士的电话，她告诉我，用浓盐水漱口治好了咽喉炎，她很感激，也彻底放心了。

注意　在咽喉部贴土豆片的方法不容易操作，可请旁人协助。

"冰可乐"在手，流鼻血不发愁

小偏方

流鼻血时，保持头向前倾，用拇指和食指紧捏住鼻梁上部硬骨两侧的凹陷处，然后取一瓶冰可乐，喝上一口，然后用冰可乐的瓶子在额头处紧贴，进行冷刺激，鼻血止住即可。

具体表现

流鼻血。

贴心小故事

秋天到了，气候很是干燥。小明的妈妈急匆匆跑进诊所，双手捏着小明的鼻子，对我焦急地说道："刘医生，我儿子一到秋冬季节，就很容易流鼻血，这都有好几次了，今天又流了，真是担心呀，你看有什么法子能治疗一下呀？还有为什么他这么容易流鼻血呢？"

我一见，立马上前要求小明头向前倾，用拇指和食指紧捏住小明鼻梁上部硬骨两侧的凹陷处，然后吩咐助手小马立即到冰箱给我取一瓶冰可乐，冰可乐拿到手后，我赶紧叫小明喝上一口，并用冰可乐瓶子紧贴在他的额头处，进行冷刺激。没几分钟，小明的鼻血不再流了，再过了几分钟，鼻血便止住了。

小明妈妈一见，说道："刘医生，你这招止血速度挺快的。平常在家里，我都是要他脖子往后仰着来止血的。"

我一听，忙道："你这种止血方法是错误的，因为不但鼻血不能止住，而且会流到鼻腔后方，进入咽喉，继而进入到食管里，这样对身体更不利。正确的做法是用双手紧捏鼻部，头保持前倾。另外，至于你问为什么小明易出鼻血，其实，小孩都很容易出鼻血的。主要原因是在孩子的鼻部，有一个叫做立特区的部位，这个部位黏膜很薄，布满了丰富的血管，秋冬季节气候干燥，这个部位很容易结痂，如果打喷嚏，气流得到了冲击，会导致痂破裂，导致连着痂的血管受到损伤而出血。你刚刚看到我捏住他的鼻部，正是为了压迫此区域，进行压迫性止血，然后含一口可乐，并用可乐紧贴额部，是为了对此区域进行冷刺激，因为我们都知道，血管遇冷收缩，这样血就能止住了。"

"原来是这样！"小明妈妈恍然大悟。

"其实，在家的话，如果孩子流鼻血了，可以找一块小布，卷成细条状，过一遍冰水，然后塞到鼻孔里面，塞得越深越好，这样做的目的也是为了压迫出血点，进行冷刺激并止血。如果出血厉害，也可以把整个鼻部都浸泡在冰水里，进行强烈的冷刺激。这种方法小儿与成年人均适用。"我补充道。

小明妈妈离开诊所前，很高兴地表示自己又学会了一招。

注意 其实鼻子反复出血也可能与体内缺乏维生素 C 和 K 有关，老年人流鼻血的话，也许是动脉硬化、血管变得脆弱有关，这个时候就应该就原因做好目的性的治疗。

鼻窦炎，来点"盐水"冲冲鼻

小偏方

取盐巴 2~3 克，放入 100 毫升的温水中，调制成盐浓度为 2%~3% 的盐水，然后用一只鼻腔注射器抽取盐水，迅速注入鼻腔，再对另一边进行同样的操作。

具体表现

鼻塞、头痛，留黏浓鼻涕的鼻窦炎症状。

贴心小故事

一天，我母亲带着她的一位好友来我的诊所就医。我一问，原来这位高女士今年 56 岁了，有 10 多年鼻窦炎历史了。为了治疗这个鼻窦炎，可谓十八般武艺全部用上了场，结果还是时好时坏，非常折腾人。

这不，这两天天气稍微转凉，高女士感冒了，鼻塞、头痛，还流鼻涕，鼻子旁边面颊的压痛感也很明显，她知道，自己一感冒，鼻窦炎也跟着犯了。

我听闻后，对她说道："阿姨，不知道你有没有试过用 2%~3% 浓度的盐水来清洗鼻腔？"

她答道："我听医生这样建议过。不过我想，手术、针灸、吃药什么的都不能治疗好，盐水冲鼻我更加不相信了。"

我笑道："您还别不信，盐水冲鼻治疗鼻窦炎非常有效果。"看着她怀疑的表情，我继续解释道："鼻子的鼻窦其实就是一些空洞，长在鼻子旁边的骨头里，这些空洞里都有开口，和鼻腔相通。在鼻部正常的工作下，鼻窦里的分泌物都会经过开口进入到鼻腔再排出体外，如果鼻窦出了问题，有了炎症，鼻窦会产生很多分泌物，比如黏稠鼻涕等，这些分泌物会导致鼻窦的黏性分泌物难以排出，而如果用盐水冲鼻，通过冲洗，鼻腔中的分泌物就会被冲走，鼻窦炎的出口也就不再有'阻拦物'了。另外，用盐水冲鼻子一定要注意盐的浓度，因为此浓度的盐水消肿消炎的功能更强，还能提高鼻腔黏膜处纤毛的功能，浓度过高，则会损害纤毛的功能。"

高女士听完后，对着我母亲说道："没想到，你女儿可真厉害呀。不愧是远近闻名的大夫，你说的这个方法我愿意一试。"

后来从母亲那听闻，高女士回家后坚持用盐水冲鼻，她每次冲完都感觉很舒服，效果确实很明显。以前治疗鼻窦炎的时候，治愈的过程很缓慢，通常要10天以上，而现在，治愈过程大大缩短了。

再后来，大半年过去了，我再一次在母亲家见到了高女士，她兴奋地告诉我，自从用盐水冲鼻子后，大半年了，她的鼻窦炎再也没有复发过。

注意 如果是急性鼻窦炎发作，最好配合抗生素治疗。另外，有的医生提议用冷水调制盐水，但是临床证明，用温水更好，用冷水易给一些人带来不适。最后，此方对非器质性的鼻炎有效，如果是有器质性病变的鼻炎，最好及时就诊。

过敏性鼻炎，辣椒水擦鼻效果好

小偏方

取干红辣椒2个，放入一杯开水中浸泡10分钟，然后用棉签蘸取辣椒水涂抹鼻腔，涂抹的范围越广越好，每日涂抹10次，连续涂抹半个月。

贴心小故事

一天上班，我发现新来的助手小马用一块手

具体表现

鼻部瘙痒难耐，打喷嚏，流鼻涕等过敏性鼻炎引起的症状。

绢捂着鼻子，不停地打喷嚏，还有流鼻涕的症状。于是我关切地问她怎么回事，她告诉我，她有过敏性鼻炎有3个年头了，一到春季，过敏性鼻炎就要发作，尤其是街边柳絮很多，鼻子一碰到柳絮就很敏感，过敏性鼻炎往往就加剧了。为了治疗这过敏性鼻炎，小马说她花了不少钱，都没怎么见效。

我笑道："我就是个现成的医生，你怎么不咨询我呢？我教你一种方法，效果非常好，就是用红辣椒泡水，然后用棉签蘸取辣椒水涂抹鼻腔，每日进行一次，坚持半个月，你可以看看，过敏性鼻炎能控制得很好。"

"往鼻子里灌辣椒水？太不可思议了。刘医生，你没骗我吧，我以前看电视，古代人为了惩罚犯人，有往鼻子里灌辣椒水的。"小马一脸的不可置信。

我哈哈大笑起来，"你还别不信呀，这个方法在国际上也得到认可了，而且认为比用激素疗法更为有效，某些医学机构还开发出了辣椒素喷鼻气雾剂呢。为什么这么有效，让我慢慢告诉你吧。鼻子接触到过敏原后，就会产生一系列的过敏原反应，导致过敏性鼻炎的发生，鼻炎的发生过程需要一种P物质的参与，这种P物质是广泛分布于神经纤维内的一种神经肽，因此，鼻部如果没有P物质存在，那么就能很好的控制过敏性鼻炎了，而辣椒的成分辣椒素能消耗掉P物质，并完全消耗掉，这样过敏性鼻炎就能得到很好的治疗和控制了。"

小马听得入了伸，缓过神来，问道："辣椒很刺激，对人体有什么危害吗？"

我说道："这个方法的确是很刺激，刚开始用此方的时候肯定会不习惯的。而只要辣椒把P物质慢慢消除掉的时候，这种刺激就弱了很多，所以贵在坚持呀。而且临床上有验证，用此种方法来治疗过敏性鼻炎可以预防甚至少半年到一年不复发。另外，需要注意的是，P物质也有再生功能，就算辣椒素会把P物质消除掉，但还是会再生的。这种偏方旨在控制或延长过敏性鼻炎发生的时间间隔。"

小马说道："刘医生，跟着你实习真好，能学到很多东西。我呀，只要能控制鼻炎一年不发作，我就谢天谢地了。"

果然，自从我告诉小马这个偏方后，她回家就用辣椒水涂抹了10天，大半年过去了，小马惊奇地发现，经常困扰自己的过敏性鼻炎很久没有"到访"了。

注意 过敏性鼻炎几乎不能根治，目前医学技术就是做到如何控制过敏性鼻炎的发生。

黄连泡茶，摆脱难看酒糟鼻

小偏方

取黄连 5 克，放入 100 毫升的开水中浸泡 10 分钟，加适量白糖调味即可饮用，分 2 次服用，早晚各 1 次，连服一段时间，就能见效果。

具体表现

酒糟鼻。

贴心小故事

刘女士今年 38 岁，由北方来到南方很多年了，但是饮食习惯一直没有改变，喜欢吃辣、大蒜等，而且刘女士还有抽烟喝酒的习惯。因此刘女士有了恼人的酒糟鼻，鼻头和鼻翼周围长了很多小红疹，一眼看上去，就鼻子局部皮肤潮红，而且还泛油，甭说有多难看了。

为了治疗酒糟鼻，刘女士求医问药不少，例如听从医生的嘱咐，有过一段时间戒烟限酒、不吃辣等，还使用过甲硝唑、硫黄软膏等药膏来外涂鼻子，但是依然没有效果，酒糟鼻反而有愈演愈烈之势。

听闻我有治疗小病的偏方，于是想来碰碰运气。我告诉她："临床上认为酒糟鼻和嗜辣饮酒有关系，因此医生会要求你在饮食上做调整。而且中医上有'肺开窍于鼻'的说法，也认为其发病原因是因为毛囊虫感染，因此医生会开清肺热的药来治疗酒糟鼻。但目前酒糟鼻的发病机制不清楚，我认为治疗酒糟鼻的常规方法你已经都用过了，但是都没有收效，这样，若想再治疗酒糟鼻，就应该跳出常规的治疗思维，想想有没有其他的办法。近年来有研究发现，引发酒糟鼻的原因也可能是因为胃部的幽门螺杆菌感染有关系，因为当胃部受到螺旋杆菌的感染后，身体受到激发而产生抗体，由此在鼻部产生炎症反应，形成了酒糟鼻。因此想要治疗酒糟鼻，也许可以从杀灭螺旋杆菌开始，在中药里，杀灭螺旋杆菌的药，黄连首当其冲。"

刘女士认为我说得非常有道理，她忙问道："那如何用黄连来治疗酒糟鼻呢？不管什么方法，我都愿意一试。"

101

我接着说道："你只要每天用5克黄连泡水喝，分2次饮用，早晚各1次，坚持一段时间，就能见效的。黄连性寒能清胃火，这样看，用黄连来治疗酒糟鼻符合中医理论，也符合西医理论，这个方法很值得一试。"

结果令我很高兴，刘女士在用黄连泡茶饮用了1个月后，来到我的诊所复诊，她脸上的皮疹现象减轻了很多，鼻头肤色也变得正常了。

注意 酒糟鼻到了后期如果长出了肥厚增生的鼻赘，这个时候，就只能通过手术来治疗了，单纯的吃药涂药已起不到效果了。另外，如果酒糟鼻还引起了鼻部的血管扩张，需要进行激光治疗。

感冒鼻子不通气，揪揪后脖梗

小偏方

两手大拇指伸直，四指并拢伸直，将两手一上一下放于后脖子处，指腹用力，从风池穴往大椎穴提揉两条筋脉，如此重复10次，以局部感到疼痛，皮肤发红为宜。随后，食指和中指弯曲，揪住此处皮肤，由上而下开始揪痧，皮肤会发出"哒哒哒"的响声，以皮肤揪出紫红色的印痕为度，即痧出。

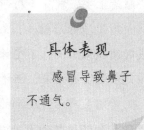

具体表现

感冒导致鼻子不通气。

贴心小故事

感冒虽然说是小病，但是通常也让人觉得很不好受，尤其是鼻塞，那叫一个痛苦，睡觉的时候鼻子不通气，还得张嘴呼吸，甭提多难过了。其实如果感冒引起了鼻塞，有一个方法可以很好的缓解，那就是捏捏后脖梗，鼻子瞬间就会通气了。

坐在我面前的小陈就正在饱受鼻塞的痛苦，他向我描述，鼻子里就像塞了棉花一样，丝毫不通气。我笑着让他坐下，走到他身后，开始由风池穴往大椎穴按捏筋脉，来回捏了 10 次后，我再次用食指和中指弯曲揪痧，只听见小陈后脖子处发出"哒哒哒"的响声，不一会，小陈的后脖梗处便出现了一条触目惊心的紫红色印痕，我笑道说："好了，痧已经揪出来了，你感觉怎么样？"

小陈惊奇地说道："哎，我的鼻子通气了！真神了！"

我笑着说道："以后如果鼻塞了，要家人用这种方法给你通鼻气。当人体抵御外邪的篱笆——位于后颈部的足太阳膀胱经脉失去了防卫功能，病毒风邪等就易侵袭人体，导致人体患感冒，出现鼻塞，只要对此经脉进行揪痧，通过挤、压和夹的力道致使皮下毛细血管破裂，使得血液渗出至组织间，造成局部瘀血，经脉得到了刺激，能瞬间缓解鼻塞症状，头目清爽，还能治疗感冒。"

"原来是这样，中医真是太神奇了！"小陈感叹到。

注意 有心脏病和出血倾向的人群不宜揪痧。

面瘫，"硬毛牙刷"治一治

小偏方

取一个硬毛牙刷，对着面部一侧进行力道适度的敲击，每次敲击 10 分钟，直到局部皮肤发红为止，每天敲击 3 次，连续敲击 10 天以上。

具体表现

面瘫。

贴心小故事

娜娜今年 10 岁，活泼可爱。有一天娜娜和小朋友玩游戏回家，她冲妈妈一笑，妈妈心一惊，因为妈妈发现娜娜笑起来只有一边脸颊运动，嘴巴是歪的，而且眼角下垂，看起来怪极了，妈妈于是心急火燎地抱起娜娜出门，来到了我的诊所。

我一看，娜娜嘴㖞眼邪，还有流口水的趋势，我对娜娜妈妈说道："你女儿得的是面瘫。"

妈妈一听，脸都变灰了，我忙安慰道："你也别担心，现在治疗面瘫有很好的方法，针灸就很适用，而且很有效。"

我话还没有说完，也许是听到了一个"针"字，只听娜娜口齿不清道："我不要打针，我不要打针……"

妈妈马上看向我道："我女儿最怕打针，每次打针都闹得不行，有几次还说头晕眼花，医生，难道真的没有其他的方法了吗？"

我略一思肘，道："那你回家找个硬毛牙刷，每天对着娜娜的两边脸颊轻轻敲击，力度要适宜，每次敲10分钟以上，每天3次，并且连敲10天以上，效果也很不错。"

妈妈大喜，又问道："医生，你确定有效？用硬毛牙刷治疗面瘫，是不是和针灸是一样的原理？另外，医生我想问问，我女儿为什么会患面瘫呢？"

面对妈妈的疑问，我答道："面瘫是一种面神经炎，临床上会建议用神经营养药来治疗，中医上推崇针灸。从中医角度来分析，面瘫是因为受到了冷邪和热邪的侵袭，但是其根本原因还是因为患者自身虚弱，脉络虚，而使得气血不能正常运行，导致面部营养失调而产生了面瘫。针灸治疗就是通过'补虚泻实'来扶正气，调气血，疏通经络的，使得患者体内气血得以正常运行，以此来濡养面部肌肉运动。因为你女儿害怕扎针，因此我建议用硬毛刷，患者自己在家就可操作，没有伤害和安全隐患。你说得没错，硬毛牙刷相当于针灸里的一种器具——梅花针，梅花针的一头是小锤，小锤上嵌入了几根细针，然后用此在皮肤上敲击，直到皮肤微红。这就是梅花针的使用方法，硬毛牙刷可以替代梅花针。"

听完我的话，妈妈脸上的表情总算放心了些，我接着说道："治疗面瘫，我建议您还应该配上激素药服用，这是为了防止面部神经水肿，继而受到损害。"

妈妈忙答应着，开药后离开了诊所。

一个星期后，妈妈带着娜娜又来到了诊所，这次一看，娜娜的面瘫好了一半，我嘱咐妈妈给娜娜继续敲击，如此又过了一个礼拜，妈妈打电话给我，说娜娜的面瘫几乎看不出来了，我也很高兴，说再接着敲几天，就能够痊愈了。

注意 在面瘫初起的3~7天内，在敲击面部的时候，力道一定要轻，而且应该先敲击面部健康的那一侧，如果对另一侧进行强刺激的话，反而会加重面瘫水肿，这就与早期治疗面瘫的原则背道而驰了。

第五章

男科，小偏方重振男人雄风

有了丹参红花酒，远离阳痿不发愁

小偏方

丹参 50 克，红花 50 克，白酒 100 克。首先把丹参切成薄片，随后将其放入特制的玻璃容器中，接着再放入红花及白酒，浸泡 1 个礼拜后，去掉药渣即可饮用。饮用方法为一日 2 次，一次 15 毫升。

贴心小故事

老李是我的老友，今年已经 55 岁了。人就是这样，年纪越大，毛病就会找上门来，老李是一位身患冠心病的患者。那天，老李来到我的诊室，让我给他开一些保健的药。想到老李患的是冠心病，而丹参及红花可以起到活血化瘀之功效，对于冠心病具有较好的疗效，于是我就让老李回去做点丹参红花酒喝喝，并且还告诉他此酒为养身酒，有益于他的健康，更有益他冠心病的治疗，不过大量饮酒将导致心脏及肝脏负担的增加，因此饮此酒时必须坚持适量的原则，饮用方法为一日 2 次，一次 15 毫升即可。老李听完我的话后，心里特别高兴。男人嘛，总喜欢喝上两杯，喝这丹参红花酒即可以治疗自己所患的冠心病，还可以过过酒瘾，何乐而不为呢。

回家之后，老李便按照我所说的方法做了。三个月之后，老李来到我家找我，他将我拉至一旁，轻声地问道："老刘，你给我说实话，这丹参红花酒是不是还具有壮阳的功效啊？"老李告诉我：早就几年前，他便患上了阳痿，当时自己并没有特别在意，毕竟自己已经一把年纪了，性欲也不像年轻人那么旺盛了。每当自己性欲上来时，他便会提前吃些伟哥，以帮助自己进行房事。然而服用丹参红花酒 3 个月后，他所患的阳痿竟奇迹般地好了。他想知道这其中的原理，到底是不是这丹参红花酒起效了，于是便找我一探究竟。

具体表现

阴茎无法勃起；阴茎虽可勃起，但硬度不足，无法顺利进入女性阴道内；阴茎勃起较为困难。

106

听完老李的介绍之后，我意识到他所患的是血管性阳痿。大家都明白，正是由于血液流到了阴茎的海绵体当中，所以海绵体才能够充血胀大，最终阴茎才可以勃起。而血管性阳痿最主要的原因就是由于血瘀造成的，而血瘀的出现最终也导致了冠心病及脑梗死等重大疾病的出现。而丹参及红花均具有活血之功效，因此它可以治疗阳痿这一男性疾病。随后，我便对老李说道："丹参红花酒确实可起到治疗阳痿这一疾病的功效。丹参与红花都属于活血类药材，由此二者制成的丹参红花酒可以起到活血通经之功效；可用于月经不调、冠心病及阳痿等因血瘀而造成的疾病的治疗。"

待我说完，老李满脸笑容地说："我就知道一定是这丹参红花酒起作用了。老刘啊！我真得好好谢谢你啊！"

看着眼前这个开心得像个孩子的老李，我心底涌出无限的满足。丹参红花酒竟可以帮助这位多年的阳痿患者找到属于自己的性福，这个是我始料未及的。

注意　丹参不宜与不抗凝结药物同时服用，否则将导致严重出血症状出现。

"早泄"别泄气，五蛇汤外洗效果好

小偏方

五倍子 480 克，蛇床子 240 克。首先把五倍子辗碎，随后将两种药材混合在一起，搅拌均匀。每大取 50 克混合物放入 200 毫升水中烧开，让其沸腾 6 分钟；待药凉到适宜温度时，用纱布蘸取药液擦洗龟头。一日 1 剂，一日 2 次，一次 12 分钟，半个月为 1 个疗程。

具体表现

阴茎勃起时间不长，无法使性伴侣得到满足，勃起时间短于 4 分钟；患者偶伴有睡眠不稳、精神不振等症状。

一学就会的奇效小偏方
——小病治疗妙方

贴心小故事

　　小王是我家隔壁王爷爷家的孙子，最近刚娶媳妇。小王的媳妇小丽长得特别清秀，为人也非常忠厚老实，深受街坊邻居的喜爱。小王和小丽在邻居面前表现得特别恩爱，更有一种美煞旁人的感觉。我本以为如此恩爱的小俩口，其性生活肯定也特别如意的。然而事实并非像我想象的那样。那天，小丽来到我的诊所，见到我后，她用特别小的声音对我说："刘医生，你帮帮我吧！我家小王也不知道怎么回事，最近我们过性生活时，我总觉得他有点力不从心的。所以每次过性生活的时间都特别短，我根本没法得到满足。男人都那样，对于那方面的事情特别忌讳，我想让他跟我一起来找您，可是他死活也不愿意。无奈之下，我只得一个人过来找您了。"

　　听完小丽的介绍后，我告诉她："你们家小王应该是患上早泄了。导致此病出现的原因较多，比方说担心性交会不成功；年轻时曾经习惯性地自慰，老是以尽快达到高潮为目标；女方讨厌性交等等。对于此病的治疗，可以选择用'五蛇汤'洗洗看。当然，在房事时，你应该给予你老公更多的鼓励及赞美，如此对于早泄这一疾病的治疗是特别有用的。你回去后就让小王试试'五蛇汤'吧，方子我写给你。"

　　拿到方子之后，小丽满心欢喜地离开了诊所。时间在不知不觉中便过去了两个月，那天小丽突然来到了我家，悄悄告诉我：使用五蛇汤一个月后，小王所患的早泄便彻底痊愈了，不过为了收到更好的效果，小丽又督促小王洗了一个疗程。对于五蛇汤为什么可以治疗早泄，小丽始终都不是特别明白。于是她便问道："刘医生，'五蛇汤'治早泄的原理是什么啊？您可以给我讲讲吗？"

　　我解释道："此方中五倍子可以起到止汗、固精及解毒的效果；可用于因肺虚而导致的咳嗽，自汗盗汗，遗精，各类出血及腹泻等疾病的治疗；而蛇床子则具有祛风除湿、解毒的作用，可用于阴道炎、带下症，因宫冷而造成的不孕症及因肾虚所导致的阳痿等疾病的治疗。二者合用，对于早泄这一疾病具有较好的疗效。

　　注意　蛇床子忌牡丹及巴豆，故不能与二者一同使用。

前列腺增生，冬瓜薏米汤显神功

小偏方

冬瓜300克，薏米50克，料酒，姜片各适量。首先，将薏米清洗干净，置于清水中，待其发软时捞出，冬瓜削掉外皮清洗干净后，切成小块；随后，在锅中放入适量清水，将薏米、姜片及料酒倒入锅中，用大火将水烧开。

贴心小故事

张霞是我高中时玩得特别好的朋友，她和她老伴就住在我家隔壁的小区。那天张霞给我打来电话，说中午想来我的诊所看看，有些问题想请教我，希望我可以在诊所里等她一下。于是，吃完午饭后，我便在诊所的办公室里等待她的到来。大约一点钟，张霞便来到了我的诊所。一见我便着急地说道："老刘，你快给我想想办法吧！我家老王也不知道怎么搞的，最近老是往厕所跑，就连晚上也是如此。让他去医院看看，他死活不肯，昨天在我的软磨硬泡之下，他跟我去医院做了个全身检查，结果医生告诉我们说他患上了前列腺增生，要老王住院接受治疗。你也是知道的，我家老王最怕的就是去医院，现在让他住院，他肯定是不肯的，没办法我只得跟他一起回家了。我实在不知道应该怎么办了，所以只好来求助你，看你有没有办法。"

听完张霞的描述后，我对她说道："住院治疗对于前列腺增生这一疾病的治疗而言确实是一种特别不错的方法。不过如果你采用食疗的方法治疗此病，其实也是可以收到较好的成效的。这样吧，你回去之后给你们家老王炖点冬瓜薏米汤喝喝吧，此方可以用于前列腺增生的治疗。"

"真的吗？真的不用住院？那可太好了。那这冬瓜薏米汤为何可以治疗前列腺增生呢？"张霞对于冬瓜薏米汤治疗前列腺炎的原理产生了浓厚的兴趣。

具体表现

尿频，排尿不畅，晚上撒尿次数比较多；偶伴有血尿及泌尿系统感染等疾病。

我告诉她说："冬瓜含有大量蛋白质、胡萝卜素、磷、钾盐、各种维生素等对人体有益的成分，可以起到利水化痰、消湿解渴及解毒排脓之功效；可用于小便不畅及高血压等多种疾病的治疗；而薏米则可以起到祛热排脓、润脾祛湿及利尿消肿的效果；属于特别常见的具有利水渗湿功效的食物。二者合用，对于前列腺增生这一疾病的治疗具有较好的疗效。"

"原理原来是这样的啊！这下好了，老王有救了，我这就回去给他熬冬瓜薏米汤去！"说完，张霞便高高兴兴地离开了。

一个月后，那天我正在诊所里给病人看诊时接到了张霞的电话，她告诉我，我上次给她说的冬瓜薏米汤特别管用，老王服用半个月后，前列腺炎症状便开始慢慢减轻了。随后，为了取得更好的疗效，她又让老王继续服用了半个月，昨天她又拉着老王去医院做了个检查。医生告诉说他的前列腺炎已经基本痊愈了。听到张霞打电话时爽朗的笑声，我也为他们感到高兴。

注意 冬瓜生性微寒，故脾胃寒及肾虚的朋友不能吃太多冬瓜。

前列腺炎，要常吃土茯苓粥

小偏方

干土茯苓片30克，大米100克。首先，把干土茯苓片及大米分别清洗干净，随后将大米放进炖锅中，加入适量清水，大火烧开；接着放入土茯苓片，待土茯苓片炖烂时，放入适量白糖调味即可食用。

贴心 小故事

那天，我的诊所来了一个年约30岁的妇女，她见到我后，便对我说："刘医生，您有没有什么方法可以治疗前列腺炎啊？近段时间以来，我

具体表现

尿频，尿痛，排尿时患将将感觉明显不适，肛门、会阴区及尿道有明显坠胀感；血液及尿液中所含有的白细胞数量相对于正常人而言偏高；患者盆腔部位有痛感。

爱人老是说撒尿的时候下体特别痛；肛门及会阴部也有特别明显的坠感；昨天我跟他一起去医院做了一些前列腺检查，医院给我们的答案是他患上了前列腺炎Ⅰ型；您也是知道的，男人对于性功能及前列腺方面的疾病特别忌讳，当医生让他接受治疗时，他断然拒绝了，他说他觉得患前列腺方面的疾病比较丢脸，不管怎么样，他肯定是不会在医院接受治疗的。我实在想不出更好的办法，所以只得瞒着他，偷偷来找您，看您是否有好的方法可以让他摆脱前列腺炎的困扰。"

听了妇女的介绍，我对她说："前列腺炎是一种常发于成年男性身上的疾病，它的出现会给病人带来很大的痛苦。此病按其临床表现主要可以分四种：Ⅰ型即急性细菌性前列腺炎；Ⅱ型即慢性细菌性前列腺炎；Ⅲ型即慢性前列腺炎；Ⅳ型即无症状性前列腺炎。患上前列腺炎的患者必须及时接受治疗，讳疾忌医这种做法是非常错误的。如果此前长时间得不到医治，那么它便会不断恶化，更会给患者带来更多痛苦。既然你爱人不愿在医院接受治疗，那么你就给他做一些土茯苓粥吃吃看吧。此方为前列腺炎治疗偏方，可用于前列腺炎的治疗。"

"还真的有可以治疗前列腺炎的偏方啊？那真是太好了！"妇女好像看到了希望一般，眼睛都发亮了。

我向她解释道："土茯苓具有清热解毒及祛湿排浊之功效，可用于因湿热聚于肝经所造成的尿频、尿痛及排尿不畅等症状的治疗。西医研究表明：前列腺炎之所以出现，其最主要的原因是由于球菌及杆菌混合感染而造成的，而土茯苓具有强烈的杀菌及抑菌作用，因此土茯苓可用于前列腺这一疾病的治疗。土茯苓具有明显的杀菌作用，可以显著增加前列腺中抗菌因子的比重，提高患者身体免疫功能，有利于炎性渗出物的吸收，最终达到治疗前列腺炎的目的。"

听完我的介绍之后，妇人眼中充满了希望，随后她立即表示回家后就会做土茯苓粥给爱人吃。

一个半月后，我正在医院给病人看诊，妇人再次来到了我的诊所，她告诉我一个好消息：她爱人所患的前列腺炎已经彻底治愈了，而此事最大的功臣便是土茯苓粥。她告诉我，她连续让爱人服用了一个半月的土茯苓粥，打从服用此方开始，爱人所患的前列腺炎症状就慢慢减轻，一个半月后，前列腺炎症状就彻底痊愈了。昨天她让爱人又去医院做了个检查，结果显示：爱人特别健康，之前所患的前列腺炎早就没有踪影了。看着眼前这位妇人眉飞色舞的描述着土茯苓粥的神奇，我也再次坚定了自己的观点：偏方也是可以起到治疗疾病的效果的。

注意 土茯苓忌茶，故服用此方时，患者不能同时饮茶。

核桃猪腰汤，治疗遗精有一手

小偏方

猪腰2只，杜仲及核桃肉各50克。首先，把猪腰由中间一分为二，去掉中间的白色筋膜，以清水清洗干净，将其他两味原料分别清洗干净；随后，把所有的原料均放入砂锅中，再放入适量清水，大火将火烧开，再以小火炖2个小时，之后再放入适量调味料调味即可。

具体表现

没有进行性交，精液便自行流出；偶伴有头昏、记性不好、睡眠不安等症状。

贴心小故事

那天，我的诊所来了一个长得特别帅气的小伙子，大概二十几岁。来到我的诊所后，他就问道："刘医生，我想向您咨询一个问题。遗精是一种病吗？"

我回答道："遗精是一种没有经过性交，精液便自行从阴茎流出的疾病。差不多有八成的未婚青年都存在遗精现象。如果你具有特别规律的性生活，却老是出现遗精现象，抑或遗精次数比较多，一周会出现好几次，抑或一夜会遗精好几次便属于病态的遗精，也就是一种疾病。导致此病出现的原因比较多，精神因素、体质虚弱、局部病变及压力因素等等都会导致遗精这一疾病的出现。"

听完我的介绍后，小伙子又说道："我听说遗精可以依靠食疗的方法进行治疗，食疗真的可以治疗遗精吗？"

我回答道："的确，遗精确实是可以通过食疗的方法进行治疗的。跟药物治疗相比，食疗治疗遗精的方法具有诸多好处，比方说它可以避免药物治疗对患者身体带来的副作用；它还可以避免患者对于吃药的抵触情绪；同时食疗所选的食材均属于特别营养的食物，可以起到增强食用者抵抗力的作用。对于遗精这一疾病的治疗，我建议你可以试试核桃猪腰汤。"

"核桃猪腰汤可治疗遗精？其原理是怎样的呢？"小伙子继续问道。

我解释道："核桃可以起到利精强腰、补肾及润滑肠道的效果，可用于腰痛及遗精等疾病的治疗；猪腰具有理肾气、消积滞等功效，可用于因肾虚所造成的遗精、浮肿及小便不畅等疾病的治疗。二者合用可起到补肾壮阳及滋脾润胃之功效，可用于尿频，厌食，慢性肾炎，遗精，腰酸，腰痛及耳鸣等疾病的治疗。"

听完我的解释后，小伙子特别高兴，临走时，他表示回家后就会炖核桃猪腰汤喝。

三个月之后，小伙子再次来到了我的诊所。他告诉我：这次他是专程过来感谢我的，自从上次回去之后，他便开始坚持服用核桃猪腰汤，一个月之后，遗精症状有了明显好转；随后他又连续服用了两个月。如今他所患的遗精病已经彻底痊愈了，他说他觉得这核桃猪腰汤真的是特别神奇。如此两味普通的食材竟然可以起到如此意想不到的效果。听着小伙子的介绍，我心里也是特别高兴，为小伙子遗精病彻底治愈而高兴；更为核桃猪腰汤所取得的成效而高兴。

注意 核桃含有大量油脂，而油脂具有润滑肠道之功效，所以具有大便较稀症状的朋友不宜服用此方。

"房事昏厥"别慌张，来找"制附子人参"帮助你

小偏方

人参5克，制附子3克，黄芪30克，熟地30克，麦冬30克，五味子3克。

将以上五叶药材清洗干净后，一同放入砂锅中，加入适量水煎药，待药性浓郁时关火。待药稍凉时，去除药渣即可服用。

贴心 小故事

晓莉是我家隔壁李大叔家的女儿，一个月前刚结婚，结完婚后小俩口就去海南度蜜月了，一直玩了二十几天才回来。晓莉回到家的第二天傍晚就来到了我家，见到晓莉后，我特别客气地将

具体表现

房事时突然昏倒，昏倒之前将出现头晕眼花，脸色惨白及出虚汗等症状。

晓莉请进了家中。晓莉刚在沙发上坐定，便拉着我的手说："刘医生，你帮帮我吧！我跟老公在海南度蜜月的时候，晚上经常爱爱，开始几天还好。可是从后半个月开始，也不知道怎么搞的，老公在过性生活时老是会出现脸色苍白，手脚冰凉，冷汗直冒及呼吸不畅等症状，随后便会直接昏倒。我想带他去大医院检查一下，他死活也不肯。他说实在是太丢脸了，所以他是不会去医院接受检查的。正是由于有了之前房事昏倒的情况，近段时间开始，老公都不怎么敢碰我了，我们都十多天没有过过性生活了。"

听完晓莉的介绍之后，我意识到他老公所患的是精气暴脱型房事昏厥，于是我对她说道："晓莉啊，你家老公这是患上了精气暴脱型房事昏厥了啊。房事昏厥这一疾病可以分成三种类型：第一种为精气暴脱型；第二种为火旺血逆型；第三种则为肝气郁闭型。不同类型的房事昏厥所表现出来的症状也不一样。昏厥前脸色出现脸色苍白，手脚冰凉，冷汗直冒及呼吸不畅等属于精气暴脱型房事昏厥的症状。对于房事昏厥这一疾病，患者必须摆正心态，不能认为此病特别可笑，也不能认为此病特别可耻，更不能因为害怕别人会嘲笑自己而讳疾忌医，房事昏厥患者必须积极配合医生进行治疗。药物治疗属于房事昏厥症这一疾病治疗的一种方法，此外你也可以选择服用由人参及制附子等六味药材所煎之汁进行精气暴脱型房事昏厥这一疾病的治疗。"

"人参及制附子为什么可以治疗精气暴脱型房事昏厥呢？"晓莉提出了自己的疑问。

我告诉晓莉："人参具有补元气、养脾润肺、静神益智的功效，可用于劳伤虚损，头晕眼花，阳痿及久虚不复等疾病的治疗；制附子可以起到回阳补

递，祛寒祛湿的效果，可用于虚寒呕吐，阳痿及阳虚外感等疾病的治疗；黄芪可起到益气固表，去腐生肌及利水祛肿的效果，可用于气虚乏力，表虚自汗，久溃不敛及蛋白尿等疾病的治疗；熟地具有填精益髓之功效；麦冬具有润肺清心之功效；而五味子则可以起到润肺镇咳及涩精之功效。六味药合用，对于精气暴脱型房事昏厥具有较好的疗效。"

听完我的介绍后，晓莉特别高兴，她跟我说回去后就会让他老公试试这偏方。3 个月后，晓莉给我打来电话，她告诉我服用我告诉她的偏方 3 个月后，他老公再也没有出现过房事昏厥的情况。如今，她和老公的性生活特别和谐，她也真正的感受到了为人妻的乐趣。

注意 人参忌五灵脂及皂荚，故不可与此二味药一同食用。

食生蚝，"补肾壮阳"效果好

小偏方

取生蚝 2 只，在锅中煮熟后，即可食用。连续服用 1 个月。

贴心小故事

具体表现

精子较少；免疫功能特别低；老是感冒。

那天，我的诊所来了一个满脸沮丧的小伙子，他跟我说他叫小李，在隔壁镇的某个公司里做程序员。他告诉我，他已经结婚四五年了，可是老婆却一直没有怀上孩子。刚开始的时候，他一直是认为之所以怀不上孩子，原因肯定在老婆，跟自己一点关系也没有。可是前些天，老婆禁不住自己三番五次的抱怨便去医院做了检查，结果显示老婆生殖方面一点问题也没有。看到结果后，他突然意识到原因可能出在自己身上，可是他还是无法承认这个事实，更不愿去医院接受检查和治疗。万般无奈之下，他只好来到我的诊所，看有没有办法可以帮到自己。最后，小李还告诉我，一直以来，他的免疫力就比较低，免疫功能也不是特别好，老是会出现感冒的情况，而且感冒后拖的时间也特别长，并且自己在做爱的时候精液也特别少。

听完小李的介绍之后，我意识到小李应该是因肾虚而引起的少精症。鉴于他既不愿去医院接受检查，更不愿接受治疗，我便对他说："你回去后，每天弄两只生蚝吃吃看吧，连续服用一个月，你之前所说的那些症状应该可以得到缓解。"

"光吃生蚝就可以吗？"小李显然觉得这个方子有点太过简单。

我解释道："生蚝，又称牡蛎，它能够起到补肾壮阳及强健身体的效果。西医学研究表明：生蚝中具有大量的锌，与此同时，其含硒量也特别丰富，然而锌和硒这两种微量元素对于少精症这一疾病的治疗可以起到较好的疗效。锌对于生殖器官的发育及性功能的完善都是特别重要的；况且只有前列腺及精液里具有大量的锌，精子才可以更好地生存及活动。如果缺少锌，那么睾丸组织结构就会出现萎缩的情况，而精子生长也将出现异常，其活动力也会慢慢减弱，而硒可以起到保护精子的效果。此外，多食生蚝还有利于人体抵抗力的提高，抵抗力提高了，那么你就不会老是感冒了。"

听完我的解释后，小李特别高兴，他说道："原来是这样啊，我知道了。回去后我就让老婆给我弄生蚝吃去。"

时间在不知不觉中过去了一个月，每天接待如此多的病人，我早就将让小李吃生蚝以达到补肾壮阳效果的事情给忘记了。那天，小李再次来到了我的诊所，他说他是来向我表示感谢的，当时我并未想起此事。经过小李的提醒之后，我对这些事情终于有了印象。小李告诉我，自从吃了生蚝后，他觉得自己的免疫力提高了很多，在这一个月的时间里已经很少出现感冒的情况了。更为重要的是，他感觉到自己性欲提高了很多，房事的时候活力特别强，而且肾虚的症状也已经完全没有了。最后他表示：他会继续吃生蚝，说不定一两年之后，老婆就可以给他生一个聪明伶俐的女儿呢！

注意 生蚝与啤酒一块吃将导致痛风这一疾病的出现，因此生蚝不能与啤酒一同食用。

不育症，"枸杞苁蓉"齐上阵

小偏方

仙灵脾 100 克，山药 100 克，枸杞 100 克，肉苁蓉 100 克。将以上四味药材放入砂锅中，加入适量清水煎煮；煎好后，待汤汁稍凉时即可服用。服用方法为一日 2 次，2 日 1 剂，连续服用 2~3 个月。

贴心小故事

某个礼拜四，我的诊所里来了一个长相甜美、颇具气质的年轻女性。看诊时我看到她的名字叫王燕，在此我姑且叫她小王吧。小王走进我的诊室后对我说道："刘医生，我这次来并不是给我自己看病的，而是有些问题想咨询您的。我和我老

具体表现

夫妻之间有正常的性生活 2 年以上（未做过避孕措施），女性检查未见任何异常；男性检查有异常。

公结婚已经有三年了，可是我们却一直都没能怀上孩子。婆婆认为是我的原因，我担心是我的原因，所以前天我便去医院做了个检查，可检查结果显示我各项指示都是正常的。所有我下意识的认为或许是老公的问题，于是回家后就让老公去医院做过检查。开始的时候，老公死活都不愿意去，然而禁不住我的软磨硬泡，老公最终还是去医院做了一下检查。可是结果却显示老公肾虚，精子活动力较小，精子数量也偏少。我希望老公可以接受治疗，可是他却拒绝了我的请求。您是否有什么法子可以治疗不育症呢？我真的好希望可以有一个属于自己的宝宝。"

听完小王的介绍后，我对她说："男性不育症可以由许多原因造成：肾虚，少精，阳痿，早泄及精子活动力不强等均可以导致男性不育症这一疾病的出现。对于此病的治疗，你可以试试枸杞苁蓉汤，此方主要用于男性不育症的治疗，可以取得较好的疗效。此方由仙灵脾、山药、枸杞及肉苁蓉四味药材组成，食用方法为一日 2 次，2 日 1 剂，连续服用 2 ~ 3 个月后，你老公所患的不

育症症状应该可以得到缓解。"

"枸杞苁蓉可治疗不育症，那其原理是什么呢？"小王向我提出了疑问。

我耐心地解释道："仙灵脾可以起到补肾壮阳及强健筋骨的效果，可用于阳痿所导致的遗精，肾虚咳嗽，小便繁多，腰酸背痛及因虚冷造成的不育症等疾病的治疗；山药具有滋脾润肺及补肾涩精之功效，可用于脾虚厌食，肺虚咳嗽及肾虚遗精等疾病的治疗；枸杞具有养肝润肺的功效，可以起到预防及抑制肿瘤的效果；肉苁蓉中具有大量的生物碱，可以起到补阳益精的作用；对于男子因肾虚所导致的阳痿及早泄等症均具有较好的疗效。四者合用，对于男性不育症这一疾病的治疗可以起到较好的效果。"

"刘医生，我明白了。我回去后就让老公试试这偏方。"小王满怀希望地离开了诊所。

半年后，小王再次来到了我的诊所。她告诉我她老公所患有的不孕症症状已经明显缓解了。在服用偏方半年后又去医院做了检查，这次检查结果有明显好转，之前所具有的肾虚、少精等症状已经不见了。小王相信只要老公继续服用枸杞苁蓉这一偏方，不久之后，他们肯定可以怀上属于自己的孩子的。

注意　仙灵脾忌茶，故服用本方时，患者不得同时饮茶。

龟头炎别紧张，"蒲公英野菊花"来帮忙

小偏方

蒲公英与野菊花各 30 克，枯矾 10 克。将三味原料放入煎锅中，加入适量清水熬煮，待汤汁浓郁时关火。以汤汁清洗患部，使用方法为一日 1 次，一次清洗时间大概为 20 分钟。

贴心小故事

小磊是我大哥的儿子，今年已经 28 岁了。那

具体表现

龟头红肿，有痛感；排尿时，患者觉得痛感更为强烈；偶伴有脓液由包皮口处流出。

天，我去大哥家串门，小磊突然非常神秘地把我拉到一旁，用特别小的声音说道："姑姑，我想问你一个问题。最近我老是觉得龟头比较痛，撒尿的时候就觉得疼痛更严重了。而且偶尔还有一些脓状物从包皮口流出来。龟头看上去也比较红，并且老是有一种怪怪的感觉。这到底是怎么回事啊？我该不是得了什么怪病了吧？"

听了小磊的介绍之后，我意识到他是患上了龟头炎，于是对他说道："小磊，你别着急。听你描述的这些症状，你是患上龟头炎了。导致龟头炎这一疾病出现的原因比较多。比方说非感染性因素，此种因素主要是由于包皮太长，清洁不充分，而包皮与龟头当中不干净的东西慢慢堆积起来，导致局部的包皮和黏膜出现炎症，最终也就造成了龟头炎的出现。此外，还有感染性因素，比方说滴虫感染、阿米巴原虫感染及念珠菌感染等等。你知道自己所患的龟头炎是由于哪一种因素造成的吗？"

"我不知道，但是我可以断定应该是感染性因素造成的。因为包皮我之前就切过了，不存在包皮过长的因素，当然也就不会出现非感染性因素造成的龟头炎了。姑姑，对于此类疾病，你有什么好的治疗办法吗？我不想去医院接受治疗，我还这么年轻，下面就患病了，我觉得好丢人的。"

待小磊说完，我告诉他："既然你不想去医院接受治疗，姑姑这里刚好有个药方，此方由蒲公英及野菊花两味原料组成，可以起到治疗龟头炎的作用。你不妨试试这个偏方，或许可以治疗你所患的龟头炎。"

"野菊花和蒲公英就可以治疗龟头炎？姑姑，你不是在开玩笑吧？小磊显然有点不相信我说的这个治疗龟头炎的偏方。

我耐心地解释道："此方中蒲公英具有祛热消毒及祛痛消结之功效，可用于尿路感染、眼结膜炎、高血糖、胃炎、胆囊炎、泌尿系统感染等疾病的治疗；而野菊花则具有祛热消毒及疏风平肝的作用，可用于皮炎，疔疮，皮炎及咽喉肿痛等疾病的治疗。《现代实用中药》说其可'用于痈疽疔肿化脓病'，而《浙江中药手册》也说它能够'排脓解毒，水肿止痛。治痈肿疔毒，天疱湿疮'，二者合用再加上枯矾可用于龟头炎这一疾病的治疗。"

听完我的解释后，小磊特别高兴，同时表示稍候就会试试我告诉他的这个偏方。十五天后，小磊来到了我家。见到我后，他便高兴地告诉我，自从上次我告诉他药方后，他就坚持用野菊花和蒲公英擦洗龟头，连续使用了十天。

如今他之前所出现的那些龟头炎症状已经完全不见了，小便时下体也不再有疼痛的感觉了。看着小磊高兴的样子，想到自己所掌握的偏方知识不仅可以医治他人，同时还可以帮助自己的亲人，我觉得十分欣慰。

注意 蒲公英的选择特别讲究，如果你购买的是新鲜的蒲公英，那么则应该选择那些叶片比较干净、略带一丝香气的；如果购买的是干燥的蒲公英便应该挑选那些颜色为灰绿色，且无杂质的。

精囊炎，有了"马兰茅根"不用慌

小偏方

马兰头 18 克，茅根 110 克，干莲子肉 10 克。首先把马兰头及茅根放入适量清水中，大火烧开后取其汁；随后再将泡开后的莲子及红枣放进原汁中，加入适量清水，以文火熬 1 个钟头左右，服用时放少许白糖调味即可。食用方法为喝汤吃莲子及红枣。

具体表现

性欲下降，早泄且射精时患者会感觉下体特别疼痛。

贴心小故事

张蕊是我朋友老张的女儿，那天，张蕊满带愁容地来到我的诊所，轻声对我说："刘阿姨，你知道有什么方法可以治疗精囊炎吗？"

听到张蕊的提问，我觉得特别奇怪，好端端地她怎么会问这个问题呢。于是，我便问道："你为什么会问这个问题呢？你们家谁患上了精囊炎吗？"

"刘阿姨，是这样的，是我家张全患上了这要命的病。前段时间，我突然发现张全不怎么想和我做爱了，就算勉强做也经常会出现早泄的情况；每次到射精时，我看到他脸上表现出来的不是射精的快感，而是一种痛苦的神情。后来我问他是怎么回事，他说射精的那一会他觉得特别痛。之前我建议他去医院检查一下，不过他都不听我的。前几天，我向他下了死命令，让他一定得和我一起去医院看看。他没有反对，于是就和我去了医院。到医院一检查才发现：他患上了精囊炎。可是他又不愿意接受治疗，所以我只得来找您，看您有没有方法可以医治这病。"张蕊不好意思地说道。

听完张蕊的介绍，我告诉她："你可以用马兰头与白茅根熬汤给张全吃吃看，此方具有治疗精囊炎的功效。马兰头具有丰富的蛋白质、维生素C等对人体有利的成分，可以起到消热止血及抑菌消炎之功效，可用于吐血、咽喉炎乳腺炎、急性肝炎及小儿疳积等疾病的治疗；而白茅根具有清热凉血及解毒之功效，可用于热淋、小便不畅、咳嗽等疾病的治疗。《滇南本草》说其可'止吐血，衄血，治血淋，利小便，止妇人崩漏下血'，二者合用，对于精囊炎这一疾病的治疗可以起到较好的疗效。"

待我解释完后，张蕊特别高兴，她当即表示回去后就会给张全做马兰头茅根汤喝。3个月后，我接到了张蕊打来的电话，电话中的她又恢复了以往的爽朗，她高兴地告诉我，服用马兰头茅根汤一个半月后，张全性欲有所上升，射精的时候也没有再表现出痛苦的表情了。之后张全又坚持服用了一个半月的马兰头茅根汤，昨天张蕊又拉着张全去医院做了检查，结果显示张全所患的精囊炎已经痊愈了。听到这样的好消息，我更坚定了以前便有的信念：中医偏方还是有其存在的道理的。

注意 白茅根生性寒凉，故脾虚胃寒者不宜服用。

第六章

妇科，小偏方让女人"内外兼修"

痛经，"艾姜鸡蛋"暖宫止痛

小偏方

鸡蛋 3 只，艾叶 20 克，生姜适量。首先将生姜、艾叶及鸡蛋放入锅中，倒入适量水同煮，等鸡蛋煮熟之后，将其捞出来，去壳；随后再将其放进原汤里，放入适量红糖稍煮片刻即可。

贴心小故事

小丽是某家化学试剂厂的化学分析员，打从刚开始来月经起，就有痛经的毛病。每当月经快要来时，她就特别紧张，生怕月经下不来，并且在月经来潮时那几天，她都会觉得身体特别不适，当月经来潮却下不来时，她便会让同事帮她按摩合谷穴（虎口），以缓解痛经带来的不适。

这个礼拜天，小丽满脸愁容地来到了我的诊所，她对我说："刘医生，你给我开点止痛药吧，这月经让我太痛苦了，平常我啥凉的东西都不敢吃，可是一到来月经的时候，要么就月经下不来，要么就肚子疼得要命。之前我也去看过中医，可是医生也没怎么问我的情况就给我开了一大堆中药。我本身是有小叶增生的，不能吃太补的药，可是他开的药里面大部分药都特别补，所以我最后由于怕小叶增生会继续长大，也就没敢再吃了。昨天我来月经了，可是不知道什么原因，就是下不来，而且肚子还特别痛，希望您可以给我开一些止痛药，当然要那种不属于补药的止痛药。"

听了小丽的诉苦，我告诉她道："鉴于你本来就有小叶增生这一情况，考虑以食疗的方式治疗痛经是最好的。"

小丽一听可以用食疗的方法治疗痛经，脸上露出了开心的笑容，她对我说："刘医生，真的吗？真的不用吃药就可以治好我的痛经病？那食疗的方子到底是什么？您快跟我讲讲。"

我答道："是'艾姜鸡蛋'，你之所以会出现痛经的毛病是由于体内寒湿凝滞所造成的。中医认为：妇女之所以会出现寒湿凝滞主要是因为寒气进入了身体而造成的。对于那些长时间处于潮湿且寒气比较重的环境中的妇女而言，她们特别容易出现寒气下结，湿气无法顺利排出体外的情况。湿气及寒气长时间在体内聚集，最终将导致血瘀症状的出现。假如妇女遇冷，那么血瘀的症状就会加剧。而艾叶可以起到散寒镇痛及通经止血的作用，对于痛经等妇科疾病的治疗效果特别明显。"

听完我的介绍之后，小丽特别高兴，高兴之余，她又问我道："刘医生，那食用方法是怎样的呢？"

"将'艾姜鸡蛋'做好之后，吃蛋喝汤就可以了，一天2次，持续一段时间你就会发现你的痛经症状有所改善。"

一个月后，我正在诊所里给病人看病，突然接到了小丽打来的电话，她跟我说："刘医生，真的很感谢您。上次从您那回来后，我就服用了您跟我说的'艾姜鸡蛋'的方子，持续了一个月的时间，这个月月经来时，我觉得特别舒服，跟平常没什么区别，再也没有出现过痛经的症状。真的太谢谢您了！"

注意 红糖不能在锅里煮太长的时间，不然就会发生化学反应！红糖存放时间不能太长，否则容易滋生螨虫，因此如果你使用的红糖已经放了比较长的时间，那么你可以选择在姜汤盛起来之前放入红糖，稍稍搅动一下（高温可将红糖中的螨虫杀死），然后再将姜汤盛出来食用。

月经过多，马齿苋疗法效果好

小偏方

马齿苋150克，鸡蛋1只。把马齿苋清洗干净，捣烂取其汁液；将鸡蛋去壳加入水中搅匀后煮熟，把马齿苋汁倒入鸡蛋汤中搅匀即可，一日2次。经期连续服用数日。

贴心小故事

那天早上八点半，我刚到诊所准备上班时，表姐张蕊就来到了我的诊所，看她神情焦急的样子，我就关切地问道："姐，怎么啦？你脸色不怎么好看啊！"

表姐回答我道："别提了，最近有件事情弄得我特别不舒服，一想到那件事，心里就觉得特别难受，都不知道从何说起。"

"到底怎么了啊？你不说，我怎么知道如何帮你呢？"我继续问道。

具体表现

月经来潮时，量比较多，患者将出现精神不振，气短懒言，面色苍白等症状。

在我的一再追问下，表姐才吞吞吐吐地道出了事情的原委。表姐说："最近也不知道怎么搞了，以前月经还挺好的，量不多也不少，来个五天也就完事了。可是从这次月经来开始，就不对劲了。这次月经量特别多，有时候还会因为月经量太多而漏出来，上班的时候甚至还会弄得凳子上到处都是，弄得我特别不好意思，可是却没有一点办法。最糟糕的是，这次月经已经来了一个礼拜了，到现在还没完呢。这不，我实在不知道怎么办好，所以就只得来求助你啦！"

听完表姐的话后，我对她说："原来是这样啊！你先别着急，对于月经过多这一症状，我告诉你一个办法，就是将新鲜的马齿苋汁加入煮熟的鸡蛋汤中，喝鸡蛋马齿苋汤，一天2次，月经来多久就喝多久。等下我把方子写给你，你回去后就试试看。如果试过之后还没有用的话，那你再来我这，我给你开点中药调理一下。"

拿到方子之后，表姐满心欢喜的回去了。

一个礼拜之后，我去表姐家看姨妈。见到表姐后，我就问她："姐，怎么样，那个方子起效了没？"

表姐脸带笑容地回答我说："你别说，还真神了。我回来之后，按你给我的方子煮了马齿苋汤，喝了两天，月经就正常了，量也没有前几天那么多了，两天后，月经就走了。怎么会这么神奇呢？你给我讲讲其中的道理吧！"

我回答道："那当然，马齿苋可是一味不可多得的好药材呢！它不仅可以消热解湿，同时还可以起到凉血止血的效果。据李时珍所撰写的《本草纲目》记载：'马齿苋散血消肿，利肠滑胎，解毒通淋，治产后虚汗'。西医学表明马齿苋可以起到收缩子宫的功效，同时其收缩血管的功效也是比较好的。这种收缩作用还影响到中枢及末梢性。当然，马齿苋对于带下病、崩漏等疾病的治疗也具有较好的疗效。"

"嗯，马齿苋的用处确实挺多的，这次还真多亏了它。要不这月经还不知道要拖多久呢！"表姐心领神会地说道。

注意　马齿苋本身属于寒凉之物，因此如果您是脾胃虚弱，抑或身怀有孕的妇女，那么请您少食，或不食马齿苋。

月经过少，"川芎蛋汤"活血又散瘀

小偏方

鸡蛋 2 只，川芎 12 克，女贞子 20 克，红枣 4 颗。首先将所有材料清理干净，随后再将所有的材料一同放进砂锅中，加入适量清水，大火烧开，接着再以中火煮汤。等鸡蛋熟时，把鸡蛋拿出来，剥去蛋壳，再把剥好的鸡蛋放进原汤中煮半个小时，加入适量调味料调味即可。食用时川芎及女贞子的药渣应该扔掉，鸡蛋及红枣可以充当菜肴食用；熬好的汤汁可作为日常饮料，随时饮用，也可以一天分 3 次饮用。

具体表现

月经血量较少，周期特别短，且小于 3 天。

贴心小故事

那天，我刚走进自己家小区的门，便碰到了隔壁王大爷家的儿媳妇小张，她一见到我就对我说："刘医生，您可算回家了，我在这里等您一个多小时了。"

"等我一个多小时？等我干什么啊？"我不解地问道。

"刘医生，是这样的，我有点事情想咨询您一下。白天我太忙了，没时间去您诊所，这不，只能晚上下班了在这等您。"小张如是说。

我跟小张说："有什么想咨询我的问题，你就问吧。我知道的，我一定告诉你。"

"嗯，刘医生，我就想问问您，月经过少是不是一种病啊？吃什么药可以缓解这一症状？"小张向我提出了自己的疑问。

听了小张的讲述，我问她道，"你之前月经都正常吗？从什么时候开始月经过少的？你是不是吃了对月经有影响的药了？"

"之前月经都挺正常的，就是上个月开始月经就不正常了，量特别少。至于是否吃过对月经有影响的药这一问题，我上个月是吃了一颗避孕药来着。因为不想太早怀孕，可是我跟老公上次同房的时候，他又没戴套套，所以事后选择了吃紧急避孕药。"小张不好意思地说道。

我告诉小张："那就对了，你之所以会出现月经少这一症状，应该是由于紧急避孕药所引起的。紧急避孕药是会影响到正常的排卵功能，所以它是可能会导致月经异常症状出现的。如果你想对月经进行适当的调节，那么我建议你试试川芎蛋汤。其他的西药暂时不必吃。"

"不用吃西药，仅靠川芎蛋汤就可以起到调节月经的作用？刘医生，你没骗我吧？"小张露出了一副不相信的表情。

我耐心地跟她解释道："川芎性味辛温，可以起到行气开郁及祛风止痛的效果；而女贞子具有滋养补肝肾及明耳目之功效。鸡蛋、川芎、女贞子及红枣四物结合在一起，不仅可以起到活血行气、养心安神、补脾胃的作用，同时还具有滋补肝肾及明耳目的功效。因此此方是可以用来治疗月经过少这一疾病的。"

听了我的解释，小张心领神会地点了点头，临走时，她对我说，"刘医生，谢谢你，我这就回家炖汤去。"

一个月后的一天，当我吃完晚饭正在小区花园里散步时，小张也来花园了，她跟我说，她是过来谢谢我的，我上次告诉她的那个方子真的起效了，现在她的月经又恢复正常了。

注意　川芎性温，故阴虚火旺之人不宜服用。

鳖甲+白鸽+米酒，治疗闭经很轻松

小偏方

白鸽 200 克，鳖甲 25 克，米酒适量。首先把白鸽处理好，然后把鳖甲辗碎，放进白鸽肚子里面，倒入米酒，再加适量清水，将其置于瓦盅中隔水蒸熟，随后再放入适量调味料即可食用。食用方法为隔天一次，每月连续服用 5~6 次。

贴心小故事

蕾蕾是某名牌大学的大学生，今年刚好二十岁，出落得特别水灵。二十岁本该是女孩子一生中最美的年华，然而有一件事却让蕾蕾特别忧心，她有时甚至还担心自己会嫁不出去。二十岁的女孩子生理功能各方面本应该已经发育成熟了，可是蕾蕾却至今为止也没有来过月经。之前她也去看过许多医生，结果却均无功而返。

那个礼拜四，当我正在诊所看诊时，蕾蕾来到了我的诊所，看着她满带愁容的脸，我内心生出一丝怜悯，接着我便问她了："小姑娘，你怎么了？哪里不舒服？给我说说。"

听到我这样问，蕾蕾娇羞地回答道："刘医生，也不知道怎么搞的，我现在都二十岁了，可是那个却还没有来。我是不是得了什么很严重的病啊？"说这话的时候，她整张脸都涨得通红。

"哦，是这样的啊！那除了月经没来之外，你身体还有什么其他方面的不适吗？"我继续问道。

"其他倒没什么大问题，只是有时候觉得自己皮肤不是特别好，嘴巴也特别容易干。"蕾蕾回答道。

"你的情况我基本清楚了，你这属于闭经，即月经来得特别迟。这样吧，

具体表现

妇女超过绝经的年龄却未停经，抑或女子月经来潮特别迟；月经期间经血较少，经血颜色较浅。

我待会给你个方子，你回去后试试看，如果起效的话，那就没什么问题了。如果仍然没效的话，那你就再来我这，我给你开其他的药进行调理。"我对她这样说道。

"嗯，好的。谢谢刘医生！"拿到我开的方子之后，蕾蕾满怀期待的回家了。

两个月后，我去超市购物，在超市里正好碰到了同样去超市买东西的蕾蕾。她一见到我就特别高兴地对我说："刘医生，真是太谢谢你了！您上次给我的方子真的是太神奇了。从您那回去之后，我就照着方子上的方法熬了汤，连续服用了两个月，这个月我的月经终于来了。经量也挺正常的。不过我有一点搞不明白，以前我也吃过一些调理的药，可是都没什么效果。这个方子就吃了两个月，月经就来了，它的原理是怎样的呢？"

我告诉蕾蕾："此方是针对于闭经而开的，鳖甲系中华鳖之外壳，其味咸，性平，可入肝脾经。含有大量蛋白质、维生素、碘质及角蛋白等营养物质，可以起到软坚消结、平肝祛风及滋阴清热的作用。可用于经闭经漏等妇科疾病的治疗。《医学入门》记载，鳖甲'主劳疟、老疟，女子经闭，小儿痫疾'。而鸽肉中富含大量蛋白质，可以起到养肾益气的作用，可用于妇女血亏经闭等症的治疗。据《四川中药志》记载，白鸽可'治妇女干血劳，月经闭止'，而《本草再新》则认为它可以'滋肾益阴'，此二者合用可治疗妇女因为身体虚弱而造成的月经闭止，具有养肾益气及软结通经的功效。因此此方是可以用来治疗闭经的。"

"原来是这样啊！我明白了，真没想到这小偏方还有这样的效果，这次我算是彻底服了。"蕾蕾满脸笑容地说。

注意 鳖甲与苋菜相克，因此在食用此方时，患者不能同时食用苋菜。

月经不调，就找"玉竹人参鸡汤"

小偏方

玉竹 10 克，人参片 5 克，鸡腿 200 克。首先把鸡腿处理好，切成块；接着再把玉竹清洗干净；把鸡块、人参片及玉竹一起放到炖锅中，加入适量调味料及4碗清水，然后将锅口处用保鲜膜盖好。隔水蒸大概30分钟，等鸡肉完全熟透后便可食用。

具体表现

月经不准时，经血量，色、气出现异常。

贴心小故事

莉莉是我表姐张蕊的女儿，现在正读高三，她月经来得比较早，11岁就来了，如今她来月经已经7年了。进入高三了，学业特别紧张，经常加班加点地学习，有时候甚至学习到凌晨一两点，长时间这样高强度的学习，身体肯定会出现某些问题。端午节那天，我去表姐家玩，当时我正在客厅里看电视时，莉莉特别神秘地跑过来拉起我就走。

当我回过神来时，我们俩已经在她的卧室里了。不知道她想干什么，我便问道："莉莉，怎么了，有什么事不可以在外面说的，怎么把我拉到你房间里来了啊？"

莉莉满脸通红地对我说："姨，我想问你件事情。"

"什么事情，说吧！"我说道。

"不知道最近是不是学习压力太重了，或许是因为我太紧张了。我月经两个月都没来了。姨，我是不是得啥病了啊？我好怕！"莉莉带着哭腔说道。

"两个月没来了？那之前正常不？"我继续问道。

"之前都挺正常的，每个月3号来，周期30天，每次5天就结束了。可是这次却拖了2个月了，红枣、红糖啥的，我都吃了，可是就是一点用也没有。"莉莉说道。

"哦！这样啊！姨明白了。姨告诉你个方子，叫'玉竹人参鸡汤'。你让你妈弄点吃吃，调理一下。如果吃了'玉竹有参鸡汤'之后，还是不见效，那你再跟我说，好吗？"我安慰她道。

"嗯，好的，谢谢姨。"莉莉听完我的话后，心里的石头总算落了地，脸上也露出了一丝笑容。

三个月后高考成绩出来了，莉莉如愿考上了自己心目中的大学。中秋节那天，我去了表姐家，是莉莉给我开的门。她从猫眼中看到是我，立马把门打开，将我迎到了家中。我刚落座，她就连珠炮似地说了起来："姨，你知道吗？我月经正常了。现在我又如愿考上了大学，我真的好高兴哦！上次你回去后，我妈就给我做了'玉竹人参鸡汤'，接连吃了好几天，月经第五天就来了。后面这两个月月经也都是准时来的，量不多也不少，5天就完了，已经完全正常了。对了，姨，你告诉我的那个'玉竹人参鸡汤'效果怎么会那么好啊？原理是怎样的，您快跟我讲讲！"

我告诉莉莉："玉竹具有滋阴养胃及生津润肺之功效，可用于阴虚燥热及消谷易饥等疾病的治疗。《广西中药志》说其可'养阴清肺润燥。治阴虚，多汗，燥咳，肺痿'，而乌鸡具有滋阴益气及养阴退热之功效，尤其适合女性朋友食用，与此同时，乌鸡可以起到调理月经的作用。玉竹与乌鸡合用可以起到养中补气，调节血压及滋阴养胃之功效，同时对于月经不调也具有较好的疗效。

注意 玉竹可用于发热及头痛、腰痛等疾病的治疗。不过对于那些胃部有痰湿气滞的朋友而言，则不宜食用玉竹。

白果莲肉粥，美味中赶走"带下"

小偏方

莲肉 20 克，江米 60 克，白果 8 克，乌鸡 500 克。首先将乌鸡处理好，把白果及莲肉辗成粉末，接着再把白果及莲肉末放进乌鸡肚子里面；随后再加入江米及适量清水，以慢火炖熟，最后加入适量调味料调味即可。食用方法为吃肉喝粥，一日 2 次。

具体表现

患者白带量、颜色、性质及气味出现异常。

贴心小故事

小英是一个典型的单身上班族，每天都过着朝九晚五的生活。像其他的许多上班族一样，小英也有着许多坏习惯，不喜欢做饭，所以一日三餐都是在外面小饭店里吃的；不喜欢洗衣服，所以衣服都是集了好几天之后一起拿到楼下的洗衣房去洗的……这些不好的生活习惯最终让小英付出了代价。

那天上午我刚到诊所没多久，小英就来到了我的办公室，羞红着脸对我说："刘医生，我想跟您咨询点事，我最近白带都不怎么正常。刚开始的时候只是觉得外阴有点痒，白带还是正常的，所以我就没有去管它。可是慢慢地，我发现白带越来越不正常了。白带开始慢慢增多，前几天白带像豆腐渣一样，白白的，没有什么气味；可是后面白带就带着一丝黄色，气味也变了，甚至还带着一股恶臭。我想问问您，我这到底是怎样回事？"

听了小英的描述，我问她道："你这是患上了带下病了，我得知道你患病的原因才能知道如何给你医治。你平时的生活习惯怎么样？内裤与其他衣服是分开洗的吗？"

"从来没有过，我觉得洗衣服太麻烦了，所以我一般都是把衣服堆在那里，集个两三天再一起拿到楼下的洗衣房去洗的，内裤也都放在一起。"小英答道。

我对小英说："你之所以患上带下病，最主要的原因应该是与你将衣服拿到洗衣房去洗有莫大的联系。洗衣房的洗衣机是特别容易滋生细菌的，你这带下病应该是传染了其他人的。治疗带下病，我这里有一个食疗小偏方，名为'白果莲肉粥'，效果挺好的，你可以试试。"

"食疗？不用吃药吗？这粥真的有这么好的效果？"小英觉得有点不可思议。

我告诉小英："白果性平，味苦，可以起到收敛固涩的功效，可用来治疗妇女带下等症；而莲子具有润脾止带的作用，可用于由于下元虚损所造成的带下量多及赤白带下等疾病。此方可以起到润肝肾及止带浊的作用，对于下元虚弱及赤白带下等疾病具有较好的疗效。"

听了我的介绍，小英心满意足地离开了诊所。

三天后，我接到了小英打来了电话，她告诉我吃了我告诉她的小偏方后，她的白带已经正常了，也没有难闻的气味了。最后我也给小英提了点建议：即不要将衣服拿去洗衣房洗，内衣裤与其他的衣服应该分开洗，衣服应该当天清洗，不能放太长时间，以免滋生细菌。

注意 白果食用过量将导致中毒情况的出现，食用白果时应遵循适量原则。此方中所放的白果应该严格按照配方执行。

治疗带下，少不了白扁豆

小偏方

山药 40 克，白扁豆 80 克，红糖适量。把白扁豆放进淘米水中浸泡，泡软后将其外皮去掉，与山药、红糖同煮，煮熟后即可食用。食用方法为一日 2 次。

贴心小故事

张玲是我朋友李丽的女儿，半年前才刚生完孩子。前不久，我去参加李丽的生日宴，则好遇见了她抱着孩子的女儿。张玲以前就认识我，所以当看到我时，她特别礼貌地说了声："阿姨好！"

具体表现

白带异常，量比较多，质地较为黏稠；白带为淡黄色，抑或黄色，形状有如豆腐渣，并且还伴有恶臭。

"你好！"出于礼貌，我回应了她的问候。

吃饭时，我和张玲坐的是同一桌。吃完饭后，张玲便悄悄来到了我的身边，对我说了句："刘阿姨，我想问您件事情，不知您是否方便，跟我去一下旁边的小房间。"

"嗯，当然可以！"我答应了张玲的请求。

到了小房间后，我便对张玲说："孩子，想问什么事情，说吧！"

"是这样的，阿姨！自从我生完孩子后，白带一直就不怎么正常。开始我也没有特别在意，毕竟人家说'十男九痔，十女九带'，觉得这应该没什么问题的。可是就在前两天，我发现我的白带越来越不正常了。量特别多，质地特别黏稠，甚至于还有点像豆腐渣。这到底是怎么回事啊？那里的病我又不好意思去医院看医生，所以只好找您了。阿姨，你可不可以帮我想想法子，帮我治治啊！"张玲面露羞色地说道。

我对张玲说："白带异常确实是妇女经常都会患的疾病，这一疾病之所以出现基本上都与脾有关系。比方说脾虚及寒湿困脾等。我这里有个偏方，或许可以治你这白带异常之病。你将适量的白扁豆、山药及红糖同煮，煮熟之后食用，一天吃2次。连续吃上一段时间，你的白带应该就会正常了。"

"嗯，刘阿姨，我明白了。谢谢。"张玲听我说完，连忙向我道谢。

两个礼拜之后，我在小区门口碰到了张玲和她的妈妈李丽，张玲一见到我就高兴地跟我说："刘阿姨，我还正准备去您家里感谢您呢！"

"感谢我！为什么要感谢我啊？"我不解地问道。

"刘阿姨，您不记得了啊。上次我妈生日的时候，您告诉了我一个治疗白带异常的方子。我回去之后就照着方子煮了来吃，连续吃了一个礼拜，一个礼拜之后，我的白带就正常了，量少了，质地也没有以前那么黏稠了。我真得好好谢谢您呢！"张玲开心地说道。

我跟张玲说："哦，我记起来了。你病好了就行！"

"刘阿姨，您告诉我这方子为什么这么神奇好不好？原理是什么呢？"张玲开始向我发问。

我告诉张玲："白扁豆是一种即可以作为蔬菜食用，又可以作为药材治病的食物。李时珍曾在《本草纲目》中写道：'硬壳白扁豆，其子充实，白而微黄，其气腥香，其性温平，得乎中各，脾之谷地。入太阳气分，通利三焦，能化清降浊，故专治中宫病。'中医表示：白扁豆可以起到养胃调气，祛暑消湿及补虚止泻的作用。同时它还可以用来治疗因脾虚所导致的久泻不止及妇女带下等多种疾病。而此方正好可以起到健脾调气及化湿止带的作用，因此它可以医治你所患的白带异常这一疾病。"

注意 白扁豆可用于多种疾病的治疗，不过有一点大家必须明白：扁豆一定要炖至熟烂，其医治效果才可以达到最好。

功能性子宫出血，就找"生地白芍"

小偏方

生白芍、地骨皮、黄芩、玄参、石斛、藕节炭各 8 克，生地 16 克，煅牡蛎、花蕊石各 20 克，侧伯叶 10 克，陈棕炭 20 克。将所有原料用水煎成药汤，服用药汤即可。

贴心 小故事

去年中秋节，我一个人在家休息，当我正做早餐时，接到了好友老吴的电话，她说她有些关于医学方面的问题想咨询我，不知我是否有时间。当时我正一个人闲在家里挺无聊的，于是就把她约到了自己的家中。

当老吴来到我家时，我吓了一跳，因为站在我面前的，根本就不是以前那个颇具气质、一脸富相的老吴。眼前的她脸色并不是特别好，并且还满带愁容。看到这样的她，我赶忙问她道："老吴，怎么了？你说有医学问题想咨询我，是什么问题啊？我看你脸色不是特别好，你是不是哪里不舒服啊。"

"老刘，是这样的！你知道，我这个年纪的人肯定早就绝经了。可是令我特别纳闷的是，为什么我绝经之后，还会出现阴道出血的情况呢？而且这种出血也不如月经出血那么有规则，今天有明天没的，有的时候还会出现持续出血的情况。这把年纪了发生这样的事情，我真的都快愁死了。"老吴说道。

听完老吴的诉苦，我对老吴说："你这种情况应该属于功能性子宫出血。根据有没有排卵，我们可以将其分成两类：第一类为无排卵型功能性子宫出血；第二类则为排卵型功能性子宫出血，你属于无排卵型功能性子宫出血。由于没有排卵，那么体内就不会形成黄体，当然也就不会有孕酮分泌。人体内雌激素水平是跟着卵泡的发育和萎缩而变化的。如果雌激素水平持续增多，子宫内膜持续增生，此时便不会出血；可是如果人体内雌激素水平忽然下降，

具体表现

阴道流血没有规律，月经周期比较乱，经血增多，持续时间特别长。

那么就将出现撤退性出血。我给你介绍个小偏方吧，你回去试试看，只需用生地及白芍等十一味药材煎汤服用便可治疗你这功能性子宫出血。"

"生地？白芍？真的可以帮我走出功能性子宫出血带来的痛苦？"老吴无法理解生地及白芍治疗子宫性功能出血的原理。

我跟她解释道："生地可以起到祛热凉血及养阴的效果，可用于衄血及阴虚燥热等疾病的治疗；而白芍则可以起到补血养肝及平肝止痛的作用，可用于月经异常、崩漏及带下等疾病的治疗。这二味药材与此方中其他九味药材综合在一起，可以起到滋阴固摄及止血消热的效果，可用于功能性子宫出血这一疾病的治疗。"

听了我的解释，老吴最终满意地点了点头，临走时，她还对我说："老刘，谢谢你啦，我这就回去试试这药方。"

半个月后，我在好友聚会上又碰到了老吴，此时的她，容光焕发，看上去了特别有气质。她跟我说："老刘，你别说，你那方子还真管用。我回家后就弄着吃了，接连吃了一个礼拜，现在下面再也没有出现过流血的情况了。"看到满脸幸福的老吴，我心里也特别高兴，能够帮他人恢复健康，是我身为医者最大的自豪。

注意 白芍性寒，对于那些患有虚寒性腹泄泻的患者而言，此方是不宜食用的；除此之外，正服用中药藜芦者也不适宜服用白芍。

黄柏+苦参+百部+蛇床子+烧酒，
"滴虫外阴瘙痒"不发愁

小偏方

黄柏、百部、苦参各 8 克，蛇床子 24 克，烧酒适量。首先将四味药用水煎 2 次，混合成 1000 毫升的汤汁，将其倒进盆中，然后将烧酒倒到汤汁里面。患者坐在盛有药汤的盆上面，先以蒸汽熏蒸，随后再以汤汁清洗下阴，时间大概为半小时。一天 1 次，一般洗 3~5 次，滴虫外阴瘙痒便可治愈。

贴心小故事

夏天来了，为了放松一下自己的心情，也为了获得一丝丝清凉，许多朋友都会选择去游泳馆游泳，女性朋友也不例外。去游泳馆游泳虽然可以放松大家的心情，然而我们必须知道的是：公共游泳池是一个细菌大量繁殖的地方，如果你本身身体素质就比较差，或许就会在游泳的时候感染某些炎症。这不，那个礼拜四，一个名叫文文的女孩就来到了我的诊所。

当她走进诊所，来到我的办公桌前时，我问道："姑娘，你是哪个地方不舒服呢？"

"刘医生，是这样的，我前几天去市游泳馆学游泳了。可是当天晚上，我就觉得下阴特别瘙痒，可白带却还跟平时一样是正常的，我便没去理它。然而第二天外阴还是特别痒，到第三天时白带就出现异样了，变成了白色泡沫状。我想请您给我开点药！"文文说道。

我对文文说："按你这样讲，你应该是感染了滴虫性阴道炎了，所以才会出现外阴瘙痒的症状。滴虫性阴道炎可以通过两种途径进行传播：一为直接传播；二为间接传播。你这属于间接传播，应该是在游泳池里染上细菌而导致的滴虫性阴道炎。想治疗滴虫性外阴瘙痒这一症状，你可以回去用黄柏、苦参及百部各8克，蛇床子24克煎汤，再加入适量烧酒蒸洗下阴，一天1次，持续3～5天，滴虫性阴道炎便可治疗，当然滴虫外阴瘙痒这一症状便会消失。"

"好的，我明白了，谢谢刘医生！"文文拿着我给她的方子兴高采烈地离开了。

2天后，文文再次来到了我的诊所，这次她是来给她妈妈买感冒药的。买感冒药的时候，文文对我说："刘医生，那天您告诉我的那个方子特别管用，我接连用了2天，现在下面也不觉得痒了。我准备再接着洗几次，巩固一下。可是我对这个方子的原理特别好奇，您能给我讲讲吗？"

我告诉文文："那个方子中的百部具有镇咳消喘的作用；而蛇床子则具有滋阳祛寒的功效；黄柏及苦参均可以起到清热祛湿的效果，与此同时，黄柏

具体表现

外阴红肿、瘙痒，白带量、质、气味出现异常，白带呈泡沫状。

还可以起到抑制阴道毛滴虫的功效。四味药结合在一起再加上烧酒具有清热利湿及止痒消炎的功效。因此此方可以治疗由于滴虫性阴道炎所造成的滴虫外阴瘙痒。"

听完我的解释后，文文开心地对我说："我知道了，我又学到了有用的知识，刘医生，谢谢你！"

注意　此方为外用洗剂，不宜内服。

虎杖根，跟"霉菌性阴道炎"说拜拜

小偏方

虎杖根120克，将虎杖根放进1600毫升的水中，将水煎至1200毫升。然后将用虎杖根熬好的汤汁倒进干净的浴盆里，当汤汁温度较高且无法下手的时候，可以用汤汁的蒸汽熏蒸外阴，待温度合适时，便坐进汤汁中10~15分钟，使用方法为每日1次，一周即为1个疗程。

具体表现

外阴瘙痒、灼痛；白带较多，呈白色豆腐渣状，有的患者还会出现尿频、性交疼痛的症状。

贴心小故事

王英是我一小学同学，患糖尿病已经3年了。尽管我们住在同一座城市，但由于我工作太忙了，她为人又比较内向，所以我们很少有机会见面，之前我以为我们从此就这样了，不会再有太多的接触。然而那天，就在我在诊所给病人看诊时，她来到了我的诊所，神色特别慌张。见到她时，我愣了一下，但立马回过神来了。在给病人看好病之好，我将王英领到了我的办公室。

"老同学，怎么了？什么风把你给吹到我这里来了啊？"我率先发问。

王英回答道："老同学，别提了，你知道，我都是'无事不登三宝殿'的。如果不是真的碰到难事了，我也不好意思来麻烦你啊！"

听她这样说，我又继续问道："难事？什么难事？你尽管说，如果我能帮到你的，我一定会尽力的！"

"嗯，是这样的，你也知道！我患糖尿病已经3年了，前两年身体都没有出现过什么异样，可是从今年年初开始，我的白带就不对劲了，量特别多，有时还会出现豆腐渣一样的白带，最令我烦恼的是外阴还有一种瘙痒及灼痛之感，我怀疑自己患上了阴道炎。可这种事情我又不好意思去医院看的，出于无奈，只得来找老同学帮忙了。"王英跟我描述道。

我对王英说："是这样的啊！你这个应该是霉菌性阴道炎，与普通人相比，糖尿病患者患霉菌性阴道炎的几率是比较高的。这主要是由于患上糖尿病之后，患者体内的糖代谢就会出现紊乱的情况，其血糖也将有所升高，与此同时阴道上皮细胞中糖原的含量也会上升。同样的道理，患者阴道中的酸度也会上升，此种情况下，念珠菌便特别容易生长及繁殖。鉴于你这种情况，我建议你回去后用虎杖根汁试试，虎杖根汁应该可以将你所患有的霉菌性阴道炎治愈。"

"虎杖根汁？真的有那么神奇吗？这应该有一定的原理吧？"王英脸上满是疑惑。

我告诉王英："虎杖根系多年生灌木状草本虎杖的根。其味微苦，其性微温，具有活血消瘀，消炎止痛，治疗慢性气管炎，降低血脂及祛风解毒的功效。可以用于闭经、痛经、跌扑损伤、淋浊带下等疾病的治疗。据《滇南本草》记载：虎杖根可'攻诸肿毒，止咽喉疼痛，利小便，走经络。治五淋白浊，痔漏，疮痈，妇人赤白带下'。"

"是这样啊！那我回去后一定要马上试试看！"王英满怀期待地回去了。

一个礼拜后，我接到了王英的电话，她在电话中跟我说："老同学，真的是太谢谢你了！上次从你那回来之后，我就试了你跟我说的那个方子，并且连续泡了一个礼拜。现在下面再也没有豆腐渣一样的白带了，人也觉得特别清爽了。"

听着王英对我的感谢，我心里感觉特别高兴。作为一个救死扶伤的医者，我最想看到的就是患者在经过我的帮助之后，可以再次过上幸福的生活，试想哪个医生又不是如此。

注意 虎杖根苦寒泄降，因此身怀有孕的妇女应谨慎服用；而脾虚便溏更应该要忌服。

白芷+蒲公英+苦参+硼砂+生甘草，擦擦摆脱"乳头皲裂"

小偏方

生甘草 10 克，硼砂 10 克，苦参 10 克，蒲公英 10 克，白芷 16 克。将所有的材料以水煎煮，当药液温热时，可用无菌沙布蘸取药液清洗患部，每次清洗时间为 15~20 分钟，一日 1 剂，一天清洗 2 次。假如药液放凉了，可选择将其加热后再进行清洗。

具体表现

乳头有痛感，挤压时会有血或脓水排出，随居血或脓水会结痂。

贴心小故事

小毕是我一个远房姨妈的女儿，一个月前刚生宝宝。一直以来，她都跟我联系得比较少，那天吃晚饭时，她突然来到我的家中。对于她的到来，我特别意外，意外之余便意识到，她肯定有事相求，便对她说道："妹子，你才刚满月子呢，怎么这么晚还出来啊？有什么事吗？"

"姐，我有件事情想问你。自从我开始给宝宝喂奶开始，我的乳头就老是觉得特别痛。当宝宝喝完奶，我用纸巾擦拭奶头的时候，奶头上就会有血流出，甚至还会出现流脓的症状，这到底是什么情况啊？现在我都不敢给宝宝喂奶了，我该不会是得了什么大病了吧？"小毕焦急地问道。

对于她的焦急，我特别理解，毕竟小毕才第一次生孩子，所以关于这方面的事情，她肯定是不懂的。我安慰小毕说："妹子，你不用太过担心，你这是患上了乳头皲裂症了，这种疾病多发于哺乳期妇女。要想治疗这一疾病，可以使用许多种方法。姐姐现在告诉你一个治疗乳头皲裂的小偏方，它是由白芷、蒲公英、苦参、硼砂及生甘草五味药材构成的。你用此五味药材煎药汁，每天清洗患部，一日 2 次，一段时间后便可以彻底治愈你所患的乳头皲裂症。"

"真的吗？这方子真的有那么神奇吗？"小毕不解地问道。

我耐心地给小毕解释道："是的！生甘草味甘，性平。主要用于脾胃虚弱，痈肿疮毒，全身无力等疾病的治疗；硼砂味甘，性凉，可归肺及胃经，外用时可以起到清热消毒、防腐及消肿的效果；苦参味苦，性寒，可归肝、肾、大肠及胃经，外用可治疗多种外科疾病，比方说湿疹、麻风、疥疮等；蒲公英味甘、苦，性寒，可以起到清热消毒及消痈软结的功效；白芷性辛、温，具有消肿祛脓、祛风止痛及润燥止带的功效。此五味药材结合在一起可用于乳头皲裂这一疾病的治疗。"

听完我的解释之后，小毕特别开心，她笑着对我说："谢谢你，这下好了，我再也不怕给宝宝喝奶了。"

一周以后，我从姨妈处得知小毕所患的乳头皲裂症已经痊愈了，还说，小毕准备抽空过来谢谢我呢！听到这样的消息，我开始打心底里佩服这医用小偏方了。

注意 苦参忌藜芦，因此使用本方时，患者不能同时服用藜芦。

"丹参"，性欲冷淡的良药

小偏方

丹参 15 克。首先把丹参研成粗末，然后再将丹参加水煎熬 3 次，随后再将 3 次熬出的药液混合在一起，临睡前服用即可。

贴心小故事

佳佳是我的邻居，同时也是某公司程序设计员，工作特别忙，每天都要加班加点的，神经时刻处于高度紧张的状态。她结婚才 2 个月，原本

具体表现

女性对性生活没有什么欲望，甚至不想进行性交活动。

新婚燕尔的她，本该生活得特别甜蜜，可是我却经常会听到由隔壁传来的吵闹声。

那个礼拜天，我正在家里午休，佳佳敲响了我的房门。我将佳佳迎进家中，问道："佳佳，怎么了？今天怎么会到我这里来呢？"

"刘医生，有件事情让我很烦恼，可是因为害羞，所以我一直不敢来找您。今天我实在憋不住了，我想请您帮帮我。您知道结婚这2个月以来，我和老公一直都吵架。其实吵架的原因很简单：老公说我一心只顾着上班，成天想着工作的事情，跟他爱爱时性欲冷淡，让他感觉特别不爽。而且他还说，跟我做爱的时候，我就像一个死人一样，没有任何反应。我来就是想您给我支一招，看是否有提高性欲的办法。"佳佳如是说。

我对佳佳说："原来是这样啊，我说你们怎么成天吵架呢！照你这样讲，你之所以会性欲冷淡主要是由于工作太过紧张，内心始终处于紧张状态所造成的。至于你所说的治疗性欲冷淡的方法，我这里倒有一个小偏方，或许可以帮到你。你回去后买适量丹参，将其研成粗末，用水煎三次，随后再将三次药液混合在一起，临睡前服下就可以了。此方可以使你的性欲有所提高。"

"刘医生，这个方子真的可以治疗性欲冷淡吗？"听到如此简单的方子，佳佳似乎有点不相信。

我解释道："丹参味苦，性微寒，可以起到活血消瘀、安神及凉血的效果，同时它还具有刺激性欲的功效。据《滇南本草》记载，丹参可'补心定志，安神宁心。治健忘怔忡，惊悸不寐'。丹参所具有的安神作用可舒缓你因工作而紧张的神经，而它所具有的刺激性欲的功效则可以让你更好的享受性生活。"

听了我的解释后，佳佳满怀期待的回去了。一周之后，佳佳再次来到我家。她告诉我自从服用了我告诉她的小偏方后，她的性欲有所增长，跟老公的关系也和谐了很多，我也没再听到他们二人的吵闹声。

注意 丹参属活血性药物，故经期妇女不宜服用，否则将导致大出血情况的出现。

有了黄芪，子宫脱垂别灰心

小偏方

黄芪28克，山药145克。首先将黄芪清洗干净，山药切成薄片。随后把黄芪放入蒸锅中，加入适量的水，蒸煮半小时；接着将药汤中的药渣除去，再将切好的山药片放进药汤中，蒸煮1小时，最后加入适当调味料调味即可。食用方法为每日1剂，一日2次。

贴心小故事

小赵刚生完孩子3个月，近段时间她老是感觉自己排尿及排便特别困难，而且阴道中好像有肿块要脱出来的感觉。那天，小赵来到了我的诊所，寻求我的帮助。

见到脸色惨白，且满脸愁容的小赵后，我问道："姑娘，你哪里不舒服啊？"

小赵回答道："刘医生，你给我开点药吧。自从生完宝宝之后，我就老是觉得腰酸背痛的；阴道里好像还有什么东西要掉出来一样，弄得我成天紧张兮兮的，上班也上不安稳，干什么事情都干不好。"

我告诉小赵："从你这些症状来看，你应该是患上了子宫脱垂这一疾病了。必须尽早进行治疗。对于这一疾病的治疗，我可以告诉你一个小偏方，此偏方是由黄芪及山药两种食材组成的，对于子宫脱垂这一病症的治疗可以起到较好的效果。"

"黄芪和山药可以治疗子宫脱垂？这个我以前怎么没听说过呢？"小赵道出了自己心中的疑问。

我跟小赵解释道："此方具有滋脾养肾、补血滋阴及益气助阳的功效，主要用于子宫脱垂这一疾病的治疗。黄芪可以起到补气生血的作用，同时还可

具体表现

感觉阴道中有肿块掉下来；腹部出现下坠感，且伴有四肢无力的症状；排尿或排便较为困难。

以提升机体代谢及免疫功能，对于肝这一器官的保护也有较好的疗效；而山药则具有健脾益肾、滋阴养肺的功效，其含有大量人体所需的营养元素，有利于人体对于营养物质的消化及吸收。患有慢性肝炎及面色苍白等疾病的患者食用山药是特别不错的选择。"

当我解释黄芪治疗子宫脱垂的原理时，小赵眼中闪过了一丝光亮，听完我的解释之后，她脸上的愁容立刻消散了，并对我说："我明白了，刘医生，谢谢你！"

半个月后，我在街上与小赵偶遇，她特别兴奋地告诉我，上次从我那回去之后，她就坚持服用我告诉她的小偏方。现在她再也没有腰酸背痛的感觉了，同时阴道也没有了肿块脱出的感觉。最后小赵还向我表达了谢意。

注意 山药与甘遂及大戟相克，因此山药不能与此二种食物一同食用；黄芪与白鲜皮及藜芦相克，因此黄芪不能与白鲜皮及藜芦共食。

菱角，帮你抵抗"卵巢囊肿"

小偏方

花胶 120 克，生薏米 80 克，菱角 400 克，黏米 100 克，陈皮适量。首先将所有的材料分别清洗干净，菱角剪去外壳，花胶用适量清水泡开后切成小块；然后在砂煲中放入适量清水，大火烧开，水开后将所有材料加入砂煲中；当水再次沸腾时，将火改为中火，慢慢炖，直至黏米开花熬成粥，再放入适量盐调味即可。

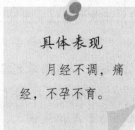

具体表现

月经不调，痛经，不孕不育。

贴心小故事

晓晓是某通信公司驻上海联通总公司监理，2008 年时，由于工程比较多，晓晓每天都要加班加点地上班，有时候竟然得加班到十一二点，可是第二天仍然得正常上班。面对如此繁重的工作，晓晓觉得压力特别大，可是却无法改变现状。2009年上半年的某一天，晓晓突然来到了我的诊所，用带着哭腔的声音跟我诉说了她的遭遇。"刘医生，你能否帮帮我？自从去年下半年开始，我的月经就开始不正常。开始我并没有特别在意，可是就在上个月月经竟然一来就是半个月，我这才意识到事情的严重性。所以前两天我便去医院做了个全身检查，可是医院却告知我患上了良性卵巢囊肿，我不想做手术，我想问问您有没有不用做手术就可以治愈卵巢囊肿的方法？"

"你的工作任务是不是特别重，工作压力也特别大？"我问道。

晓晓回答我："是的，从去年下半年开始，工作压力就特别大，经常加班加点，每天都觉得特别紧张。"

我告诉晓晓："诱发卵巢囊肿出现的因素比较多，你这种情况应该是由于长时间不良的饮食及生活习惯，长期的紧张情绪导致身体体质过度酸化，进而使身体功能下降，免疫功能下降，最终演变成卵巢组织异常增生，因此也就造成了卵巢囊肿的出现。对于良性卵巢囊肿，我这里确实有一个方子，你可以试试，其名为'菱角花胶粥'。我之所以给你推荐这种粥，原理是这样的：菱角味甘，性凉，可以起到补脾益气健脾，健力益气及强腰膝的作用，最重要的是菱角还具有抗癌之功效；花胶中含有大量优质胶原蛋白质，可以起到滋阴养颜及强壮机体的效果，属于老少咸宜的珍贵佳品。

"真的有这么神奇的食疗药方啊！刘医生，真的太感谢你了，我这就回家熬粥去。"晓晓满带笑容的离开了。

十天后，我接到了晓晓打来的电话，她告诉我回家后她就喝了我告诉她的'菱角花胶粥'，一共喝了一个礼拜，昨天她去医院又做了个B超，现在她的囊肿已经小了很多了。听到晓晓传来的好消息，我心里也特别地高兴。

注意 虽然此粥可起到强健脾胃及滋养肝肾的作用；但是对于那些夜尿频繁及遗尿的患者而言，此粥是不宜服用的。

口服生姜，妊娠呕吐巧缓解

小偏方

生姜适量,将生姜切片后含服,抑或嚼服均可;将生姜用榨汁机榨成汁后,饮用生姜汁也可。

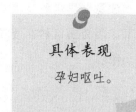

具体表现

孕妇呕吐。

贴心小故事

马丽怀孕2个多月了，刚开始怀孕时，她的身体并没有出现什么异样的感觉，可是从怀孕第二个月开始，她就老是觉得恶心、想吐，看到饭就吃不下，然而一到半夜就会觉得肚子饿。早上起床时，那种想吐的感觉便更加强烈。

那个礼拜四，我刚打开诊所的门，马丽就来到了我的诊所。她对我说："刘医生，你帮帮我吧，自从怀孕第二个月开始，我老是想吐，吃不下饭。您可不可以给我想想办法啊？我不想这么难受了。"

我回答她"呕吐是妇女怀孕时特别常见的症状，由于你已经怀孕了，所以服药缓解呕吐这一症状的做法肯定是不可取的，所以我们只能用别的方法进行治疗。食疗治疗妊娠呕吐的方法特别多，生姜疗法就是一种特别不错的选择，你只需将切好的生姜片含在嘴巴里，抑或像榨水果汁一样将其榨成姜汁，喝下姜汁，就可以缓解由妊娠所带来的呕吐症状，并且此种方法也不会对肚子里的宝宝造成任何不良影响。"

"喝生姜汁？含姜片？这样就可以治疗妊娠呕吐？刘医生，你没开玩笑吧？"马丽对我所说的偏方显然是不相信的。

我只得耐心地跟她解释："生姜止呕这一原理由来已久，古时候人们就把生姜看作是呕家圣药。生姜具有发汗解表及温肺止吐之功效，可用于脾胃虚寒，恶心呕吐及孕吐等不同呕吐疾病的治疗，同时它还可以用于恶风发热及受寒感冒等症的治疗。生姜能够抑制肠胃蠕动，松弛肠道肌肉，最终达到减缓反胃及恶心的效果。生姜可用于不同症状呕吐疾病的治疗，孕吐便是其中之一。"

"哦，原来生姜止吐这一方法古时候就有了啊！那它肯定可以缓解妊娠呕吐的，真是太棒了，我再也不用受妊娠呕吐之苦了！"马丽高兴地说道。

3天后，马丽又到我的诊所来买维生素C，见到我时，她满脸笑容地告诉我，我跟她说的生姜疗法特别有效，现在她妊娠呕吐的症状已经缓解了许多，人也觉得特别轻松了。听到马丽的反馈，我感叹于中医学之神奇！

注意　腐烂的生姜具有很强的毒性，所以孕妇在食用时不能食用腐烂的生姜。因为腐烂的生姜不仅无法缓解妊娠呕吐，或许还会导致某些恶性疾病的出现。

瓜皮+黑豆，为孕期女性消水肿

小偏方

黑豆48克，冬瓜皮、大米各95克。首先把冬瓜皮处理好，切成薄片，用干净的纱布将冬瓜皮包好；黑豆及大米清洗干净后备用；随后在锅中放入适量清水，将冬瓜皮袋及黑豆放进锅中蒸20分钟，之后再把冬瓜皮袋捞出来，把大米放进去煮成粥即可。食用方法为一日2次，应连续服用10~15天。

具体表现

孕期妇女全身各部位出现不同程度的水肿，尤以四肢最为常见。

贴心小故事

菁菁是个准妈妈，已经怀孕八个月了，此刻的她一直沉浸在宝宝即将降临的喜悦当中。自从怀上宝宝后，菁菁就享受到了'特殊'待遇，什么事情也不用做。享受着家人疼爱的菁菁觉得自己特别幸福，可是最近有一件事情却让菁菁特别苦恼。

那天，菁菁在老公的陪同下来到了我的诊所，见到我后，菁菁一股脑地将自己的苦恼倒了出来："刘医生，您帮帮我吧！从怀孕第八个月开始，我的脚就老是会出现水肿的情况，一走路就会肿，肿得连鞋子也穿不进，弄得我都不敢穿鞋，更不敢走路了。"

听完菁菁的诉说，我对菁菁说："你所出现的这种情况在孕期妇女中特别常见，孕妇都会出现不同程度的水肿，特别是八九个月至临产时水肿程度会更加严重。当你的双脚出现水肿时，你可以选择平躺在床上，用枕头或其他的东西将双脚垫起来，使血液回流，这对于缓解水肿是比较管用的。除此之外，你还可以通过吃'冬瓜皮黑豆粥'的方法治疗水肿。"

"冬瓜皮黑豆粥可治疗水肿？"菁菁貌似不怎么相信我所说的这个治疗水肿的小偏方。

我跟她解释道："冬瓜皮味甘，性凉。可以起到利水消肿及退热解暑的效果；据《重庆堂随笔》记载，冬瓜皮可'解风热，消浮肿'，而《分类草药性》也表示其可'治水肿，痔疮'。黑豆味苦，性平，具有活血利水、祛风解毒及滋补肝肾的功效。李时珍在其所撰写的《本草纲目》中如是说'常食黑豆，可百病不生。'冬瓜皮和黑豆一同食用，具有增强肾脏功能的作用，有利于排尿，还可以起到治疗孕期水肿的功效。"

听完我的解释后，菁菁恍然大悟。随后便向我道谢，之后便离开了我的诊所。

2个月后，菁菁顺利产下宝宝，她打来电话向我报喜，并告诉我多亏我告诉她的那个治疗水肿的方子，回家后她就一直在吃，之后就再也没有出现过水肿的情况。

注意　冬瓜皮虽具有利水消肿之功效，便是由于营养不良所导致的虚肿是不宜用冬瓜皮进行治疗的。

吃"金针菜炖瘦肉"，解决乳量少问题

小偏方

金针菜40朵，瘦肉50克。首先将金针菜清洗干净后，控干水分；将瘦肉清洗干净后切成薄片；随后将金针菜及瘦肉片一起放进砂煲中，加入适量清水，大火烧开，然后以文火炖15分钟，再放入适量调味料调味便可食用。

具体表现
　　产妇分娩后奶水特别少或无奶（分娩一百天内）。

贴心小故事

　　晶晶是我堂姐的女儿，一个月前刚生完孩子。那天，堂姐给我打了个电话，她对我说："妹，你那里有没有催奶的方子啊。晶晶生完宝宝后，奶水一直特别少，宝宝都不够吃的。你看看有没有什么催奶的方子，我给她试试。再不催奶的话，我怕过一段时间奶水就真的没有了。"

　　我对堂姐说道："姐，你先别着急。你给晶晶做一些'金针菜炖瘦肉'吃吃看吧，连续让她吃上几天，奶水应该就会多起来了。晶晶现在刚生完宝宝，而且你们又想让她自己喂奶，那么药物催奶的方式肯定是不适宜的。'金针菜炖瘦肉'所选用之食材均为纯天然食物，对于产妇和宝宝不会造成任何不利影响，且对于奶水少这一症状具有较好的治疗效果。"

　　"好的，我知道了！我这就给她做'金针菜炖瘦肉'去。"堂姐说完后，便挂断了电话。

　　三天后，我去堂姐家看晶晶和宝宝。刚进堂姐家门，便看到晶晶正给宝宝喂奶，看着宝宝吃奶时脸上所表现出来的满意表情，我心里特别高兴。堂姐见我来后，便对我说："妹，你来了啊！你别说，你上次说的那'金针菜炖瘦肉'还真神，这些天我天天都做给晶晶吃，吃得她都不想吃了。不过这几天晶晶老是说乳房特别涨，老是让宝宝去给她吸。这不，她的奶水多得宝宝都吃不完了。可是我心里头一直有个疑问，金针菜和瘦肉是两种特别普通的食材，它们为什么可以起到催奶的效果啊？原理又是什么呢？"

　　看到堂姐对于此事如此感兴趣，我便说道："金针菜可以起到消炎、利湿、安神、宽胸及催奶之功效，可用于大便带血、奶水不下及失眠等疾病的治疗；属于病后及产后之调补佳品，《昆明民间常用草药》称其可'补虚下奶，平肝利尿，消肿止血。'而金针菜与瘦肉一同食用，对于乳汁不下这一疾病的治疗具有特别好的效果。"

听完我的介绍后，堂姐若有所思地点点头："原理原来是这样的啊，以前我都没有碰到过这样的问题。我生晶晶的时候奶水特别多，多得都吃不完，根本就不需要催奶。这不，到了这个岁数了竟然才知道'金针菜炖瘦肉'具有催奶的效果。"

最后我还告诉堂姐，奶水不足这一问题在现在属于一个特别常见的问题，发现这一问题时，必须及时采用有效的措施进行催奶，否则等过了一定期限后（通常为分娩后一百天），乳汁不再分泌，那再怎么催，奶水也不会再下来了。

注意 新鲜的金针菜中具有秋水仙碱，将导致胃肠道出现中毒的症状，所以此方中所使用的金针菜应以晒干制好的金针菜为宜；如果购买到的是新鲜的金针菜，那在食用之前请先在开水中焯一下，然后再以凉水浸泡2小时头以上，再将处理好的金针菜作为食材进行烹调。

乳房硬块不用怕，"豆芽菜+金针"能解决

小偏方

绿豆芽200克，金针菜15朵。首先将金针菜泡开清洗干净后控干水分，绿豆芽清洗干净控干水分；随后在热锅中放入适量花生油，等油熟后放进金针菜翻炒，待金针菜半熟时放入绿豆芽，接着加入适量陈醋，翻炒片刻，最后放入适量调味料调味即可。

具体表现

乳房里有硬物，伸手按压时即可感觉到。

贴心小故事

小蕊是某知名外企外贸业务员，工作特别好，事业也一帆风顺，然而身体上的不适却给她带来了莫大的烦恼。

那天，满带愁容的小蕊来到我的诊所，跟我讲起了她的烦恼，同时也希望我可以帮助她。她跟我说："刘医生，有件事情困扰我很多年了，从高三起，

我就发现我胸部有一个硬块，平时不去碰它的时候，没有什么的感觉；可是当我按压乳房的时候，就会感觉到自己的乳房里有个硬块。以前由于年纪小，对于这些事情也没有太过留意，现在成熟了，而且工作又这样好，我心中突然就有种紧迫感，生怕乳房里的硬块会影响我的健康。便想问您有没有办法消除这一硬块。"

听了小蕊的诉苦，我告诉她："乳房生硬块是常见的妇科疾病之一，它常出现于18～25岁的青年女性。对于此种症状的治疗，其实民间流传着一个特别有效的方子，即'绿豆芽加金针菜'。患者只需坚持食用这个方子一段时间就可以起到缓解及治愈乳房硬块的效果。"

"绿豆芽和金针菜？如此普通的两种食材就可以起到治疗乳房硬块的作用，这怎么可能啊？"小蕊脱口而出地说道。

我告诉小蕊："别看这两种食材特别普通，它们所含有的营养价值是特别高的，与此同时，此二种食材结合在一起也确实可以起到治疗乳房硬块的作用。金针菜含有特别多的优质蛋白质及多种氨基酸，具有清热消毒、利尿通乳及消渴生津的功效；而绿豆芽则含有大量维生素C及膳食纤维，可以起到调通经脉、解百毒的作用，更关键的是绿豆芽还可以起到预防癌症的功效。所以这两种食材的价值是不容小觑的。"

"那我得赶紧回家试试，谢谢你，刘医生！"说完，小蕊满心欢喜地回家了。

25天后，小蕊给我打了个电话，她告诉我，从我这回去后，她就照着我告诉她的方子做了金针菜炒豆芽，第一次接连吃了10天，感觉有点效果；随后又隔了几天，她又连续吃了10天的金针菜炒豆芽，现在她乳房上的硬块已经小了很多了，自己还会继续吃这道菜的。最后，她表示对于这个小偏方她已然佩服得五体投地了。

注意 黄花菜为湿热型食物，故患有溃疡损伤及胃肠不和的人应少食；平日痰比较多，特别是患有哮喘病的患者则不宜食用。

先兆流产，赶快试试"艾叶鸡蛋"

小偏方

艾叶 50 克，鸡蛋 3 枚。首先将艾叶清洗干净，随后将艾叶与鸡蛋放进砂锅中，加入适量清水蒸煮；当鸡蛋煮熟后，把鸡蛋捞出来，剥掉外壳，放入原汤中，再蒸煮片刻，加入适当白糖调味即可。食用方法为孕期头一个月一日 1 次；第二个月为每 10 天一次。

具体表现

孕妇出现阴道出血情况，出血量比较少，血色为暗红色，也有的表现为血性白带；患者伴有轻微下腹痛及腰背酸痛。

贴心小故事

园园是我表姐的女儿，结婚没多长时间就怀孕了。园园怀孕这件事可以说是给园园的爸爸妈妈及公公婆婆一个特大的惊喜。自从怀孕后，园园就享受到了皇后级待遇，什么事情也不用做，过着衣来伸手，饭来张口的日子。我本想她就只需在家里安安静静地待产就可以了，可是那天她却独自一人跑来诊所找我了。

见到园园后，我着实有点惊讶，她怎么会一个人跑来找我呢？我问她道："园园，今天你怎么一个人来诊所了啊？有什么地方不舒服吗？"

园园回答我道："姑，我好害怕。自从怀上宝宝之后，我什么活也没有干过。可是从这个礼拜一开始，我下面就老是会有一些暗红色的血流出来，已经接连流了好几天了，每次都是一点点，而且有时候还老是有一种腰酸背痛的感觉，是不是宝宝出了什么问题啊？我怕跟婆婆她们说了后，她们会担心，所以就一个人跑来找你了。"

"你这属于先兆性流产的症状，如果不妥善处理的话，可能会危及到宝宝。这样吧，你回去让你婆婆给你煮些艾叶鸡蛋汤吃吃，看是否有效。如果还没效果的话，你再来找我。"我对她说道。

"艾叶鸡蛋汤，姑，这个方子真的有效吗？我好担心宝宝会有什么不测哦！"园园焦急地说道。

我告诉园园："艾叶性温，味苦，可以起到止血安胎的效果，可用于胎动不安等疾病的治疗；而鸡蛋性平，味甘，可以起到养阴润燥的作用，可用于由于阴血亏虚所造成的胎漏下血等疾病治疗。艾叶与鸡蛋合用，可用于先兆性流产这一疾病的治疗。"

"好的，姑，我明白了，回去后我一定让婆婆给我煮艾叶鸡蛋汤喝！"她说道。

2个月后，园园已然度过了最容易流产的时期。我从表姐那得知：自从吃了艾叶鸡蛋汤后，她就再也没有出现过下阴流血的情况，当然她还是坚持喝这个汤，总共喝了一个月。前两天，她去医院做孕检了，医生告诉她宝宝发育得特别好，听到这一消息后园园特别高兴。

注意 艾叶虽然属于一种特别好的保健蔬菜，但并不是所有人都可以食用艾叶的，阴虚血热的朋友便应该谨慎食用艾叶。

葱白紫苏汤，"产后身痛"的好医生

小偏方

葱白90克，紫苏叶8克，红糖适量。首先将葱白及紫苏叶清洗干净，然后将二者一块放进锅中，加入适量清水，煎半小时；随后加入红糖，待汤汁稍凉时即可饮用。食用方法为一日1次，连续服用5日。

具体表现
产妇在坐月子时所出现的关节发酸、疼痛及肿胀等症状。

贴心小故事

那天，我正在诊所里为病人看诊，突然一个年约60多岁的妇人走了进来，她对我说道："刘医生，我家儿媳妇上个礼拜刚生完孩子，这几天她老是说这里痛，那里痛的。好像是因为生孩子后护理不好受凉了，然后就造成的全身酸痛的症状。有什么办法可以治疗啊？有没有食疗的方法呢？毕竟她还得喂奶呢，如果吃药的话，我担心会对宝宝造成不好影响。"

听了妇人的介绍之后，我告诉她："你家儿媳妇是患上了产后身痛这一疾病，导致此病出现的原因多种多样，按你儿媳妇这个情况，应该是由于产后受寒所导致的关节酸楚、麻木及疼痛。这样吧，你回去后给她熬一些葱白紫苏汤喝喝看，此方由三味原料组成，即葱白、紫苏及红糖。此三味原料均属天然无污染食材，不会对产妇的身体造成不利影响，也不会影响她喂奶。与此同时，对于产后身痛这一疾病的治疗，此方具有较好的疗效。"

"葱白、紫苏叶和红糖就可以治产后身痛？这三种食材在日常生活中经常见到，为什么它们可以起到治疗产后身痛的效果呢？"妇人向我提出了自己的疑问。

我向她解释道："葱白可以起到发表及解毒的功效，可用于体寒腹痛，小便不利，大便不畅，疮痈肿痛等多种疾病的治疗。《本草纲目》称其可'除风湿、身痛麻痹、虫积心痛，止大人阳脱，阴毒腹痛，小儿盘肠内钓，妇人妊娠溺血，通奶汁，散乳痈，利耳鸣，涂犬毒'。紫苏叶味辛，性微温，具有散表、祛寒及和营之功效；可用于头痛无汗、腹胀腹痛、恶心呕吐等疾病的治疗。《本草纲目》说其可'行气宽中，消痰利肺，和血，温中，止痛，定喘，安胎'。而红糖中则具有叶酸及葡萄糖等有利于人体健康的营养物质，可以起到润心肺，疏缓肝气、补血及活血消瘀的效果，可用于心满腹胀、咽喉肿痛\月经不调等多种疾病的治疗。三者合用，对于因产后受寒所导致的产后身痛这一疾病的治疗具有特别好的疗效。"

待我解释完后，妇人脸上展现出了一丝笑容，她还表示回家后就会给儿媳妇熬葱白紫苏叶汤喝。一个礼拜后，这位妇人又来到了我的诊所，她说她是专程为了感谢我而来，同时还说儿媳妇自从喝了葱白紫苏叶汤后，产后身痛的症状有了明显的好转，她接连让儿媳妇服用了一个礼拜的葱白紫苏叶汤，如今儿媳妇再也没有说过关节痛了。最后我告诉妇人，这一个月一定要好好照顾她儿媳妇，因为女人只要月子坐得好，那么她们在分娩之前所患的许多妇科病均可以不药而愈。

注意 紫苏叶忌鲤鱼，故服用此方时，患者不能同时食用鲤鱼；而葱白则忌蜜、枣及地黄，故服用此方时，患者不可同时食用蜜、枣及地黄。

益母草，对于"恶露不绝"很有效

小偏方

益母草28克。首先将益母草煎汁，随后加入适量红糖调味即可。

贴心小故事

玲玲生完孩子已经一个月了，此时的她正沉浸于宝宝诞生给她带来的喜悦之中，然而喜悦之余，却有一件事情困扰着玲玲。一天刚出月子没多久的玲玲带着宝宝来到了我的诊所。

具体表现

产妇分娩3周之后，阴道仍有血流出。

一见到我，玲玲就迫不及待地对我说："刘医生，您帮我想想办法吧。自从生完宝宝之后，我阴道就一直都会有血流出，如今离宝宝出生之日已然一个月了，可是阴道里仍然还有血流出来。愁都快愁死我了，刘医生，你快帮帮我吧！"

听完玲玲的描述，我对玲玲说："你这是患上了产后恶露不绝这一病症了啊！产妇分娩后，其下阴都会或多或少的流血，这主要是由于分娩时所导致的产伤造成的，我们称其为恶露。正常情况下，恶露在分娩三周内便会停止；如果分娩三周后，恶露仍未停止，那么我们就可以判断此产妇患上了'恶露不绝'这一疾病。医学上，治疗恶露不绝这一疾病的方子特别多，我建议你试试益母草加红糖的方法，它应该可以消除你的烦恼。"

"益母草可以治疗恶露不绝？那它的原理是什么呢？"玲玲好奇地问道。

我告诉玲玲："益母草味苦，性凉，可以起到消瘀、祛水肿及活血之功效。适用于妇女月经异常、胞衣不下及崩中漏下等多种妇科疾病的治疗。《本草衍义》说其可'治产前产后诸疾，行血养血；难产作膏服'。西医学也表示益母草可用于月经不调及产后恶露不尽等多种疾病的治疗。益母草有助于子宫收缩，对于排除瘀血也是特别有利的，因此此方对于治疗恶露不绝具有较好的疗效。"

听完我的介绍之后，玲玲恍然大悟，临走时她对我说："刘医生，谢谢你！你又让我学到了一些医学知识。"

一个礼拜后，玲玲再次带着宝宝带到我的诊所，这次她并非为自己的事而来，她是来给宝宝买补血药的。在我给宝宝拿补血药期间，玲玲告诉我，她非常感谢我，上次回去之后，她就煮了红糖益母草汤喝，现在她身上的恶露已经完全排干净了，人也觉得特别轻松了，再也不用担心自己会患上分娩后遗症了。

注意 益母草易损伤人体脾胃，因此此药不宜长时间服用；此外，对于那些消化系统不是特别好，总是出现拉肚子症状等脾胃较为虚弱的患者而言，益母草也是不宜服用的。

产后腹痛，少不了当归田七和山楂

小偏方

三七粉 8 克，当归、山楂各 16 克。首先把所有原料一齐放进锅中，加入适量清水煎大概半小时；随后将汤汁倒出来，加入少许红糖搅匀即可食用。食用方法为一日 1 剂，一日 2 次。

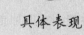

具体表现

生完孩子后，产妇所出现不同程度的腹痛。

贴心小故事

佳佳是我哥的儿媳妇，那天嫂子突然给我打电话。电话中，她用特别着急地口吻对我说："妹子，你快想想办法吧，佳佳说她肚子很痛，我不知道该怎么办。"

"嫂子，你别着急。佳佳这属于产后腹痛，是因为子宫收缩所造成的。当子宫收缩的时候，人的血管就会缺血，组织也会缺氧，神经纤维也会受到一定的压迫，因此佳佳才会觉得腹痛。你给她弄点当归、田七跟山楂熬汤给她喝喝，看有没有效果。如果肚子还是痛的话，那就再跟我说，我过去看看。"我安慰嫂子道。

"好的，我现在就给她弄汤去。"说完这句话，嫂子便挂了电话。

2小时后，我再次接到了嫂子的电话，她跟我说："妹子，喝完你说的当归田七山楂汤后，佳佳说她好多了，肚子也不痛了，这方子怎么会这么有效呢？真可以说是'药到病除'啊！"

我告诉她："当归可以起到补血、调经镇痛及滋润肠道的效果，可用于腹痛、月经不调及崩漏等诸多疾病的治疗，因此中医冠其'女科之圣药'的美誉。山楂含有大量的营养成分，具有可以抑制细菌及镇喘消痰的的功效；与此同时，山楂还可以用于腹痛腹泻等疾病的治疗。《本经》表示，山楂'味酸，气冷，然观其能消食积，行瘀血，则气非冷矣。有积滞则成下痢，产后恶露不尽，蓄于太阴部分则为儿枕痛。山楂能入脾胃消积滞，散宿血，故治水痢及产妇腹中块痛也。大抵其功长于化饮食，健脾胃，行结气，消瘀血，故小儿产妇宜多食之。'田七可以起到止血镇痛的效果，可用于因血瘀所导致的闭经及产后血瘀腹痛等多种妇科疾病的治疗。此三药合用可以起到活血消瘀、通络止痛的效果。对于产后腹痛这一疾病具有较好的疗效。"

"原来是这样啊，我说这方子怎么会这么神奇呢！真可谓是药到病除啊！妹子，谢谢你啊！今天我又学了一招。"嫂子高兴地说道。

听着嫂子的赞美，我越来越惊叹于中医学之博大精深。

注意 三七忌鱼类和酸冷食物，故服用此方时，患者不宜同时食用鱼类和酸冷食物；除此之外，三七所具有的活血化瘀功效特别强，所以血虚却没有瘀血的朋友不宜服用。

麦芽薏仁饮，回乳不用愁

小偏方

薏苡仁28克，炒麦芽500克，蝉蜕3克。将所有原料放入锅中，加入适量水煎成汁即可。服用方法为一日1剂，一日2次，早晚各1次。

具体表现

断奶后，产妇出现奶水较多，乳房肿胀的症状。

贴心小故事

那天，我的诊所里来了一个抱着孩子的妇女，她说她叫红红。红红一见到我便对我说："刘医生，我想问问您，有没有可以帮助我回奶的方法。我生孩子已经有十个半月了，十个月时我就开始给孩子断奶了，现在宝宝的奶已经断掉了，可是我奶水还是特别足，老是有种胀痛的感觉。可是我又不敢用吸奶器吸奶，更不敢让宝宝吃。有什么食疗方子可以让我尽快回奶吗？我不想用药物的方式回奶，因为我听别人说，如果用药物的方式回奶，那么生第二胎的时候奶水就会很少，我还想生第二胎呢。"

听了她的介绍之后，我告诉红红："回奶有很多种方式，药物回奶就是其中的一种。现在生活中，许多人认为药物回奶的方式会对身体造成负面影响，因此很多人都会选择以自然回奶的方式进行回奶。然而自然回奶却是比较麻烦的，产妇不仅要忍受奶水带来的肿胀感，同时还很可能导致乳腺炎及积乳囊肿等疾病的出现。不过，我这里还有一种中医偏方回乳的方法，其名为'麦芽薏仁饮'，可以帮助你顺利回乳。"

"真有既不用吃药，也不用忍受乳房胀痛的方法？"红红显得特别高兴，然而从她眼中我看到了一丝怀疑。

我跟她解释道："中医学界存在着这样一种说法，即麦芽可以起到回奶的效果。《药品化义》如是说'若女人气血壮盛，或产后无儿饮乳，乳房胀痛，丹溪用此二两，炒香捣去皮为末，分作四服立消。'且中医学认为：麦芽具有促进消化、滋养脾胃及引气下行的功效，可用于积食不消、乳房肿痛等症状的治疗；而薏苡仁则可以起到润脾祛湿及消热排脓之功效；再者蝉蜕具有清热祛风的作用；所以此方可以较好的缓解回乳时乳房所出现的胀痛，同时还可以帮助妇女尽快回奶。通常情况下，想回奶的妇女只需服用一剂'麦芽薏仁饮'便可以达到回奶的目的；少数妇女需服两剂。"

红红听完我的解释之后，点了点头，表示她回去后就试试这方子。3天后，红红再次来到诊所为宝宝买维生素C。买药期间，她告诉我她已经回奶了，乳房也再未出现肿胀之感了。

注意 鉴于薏苡仁所具有的糖类黏性特别高，因此不宜过量食用，否则将导致消化不良症状的出现。

浮小麦，顺利度过"更年期"

小偏方

浮小麦90克，炙甘草9克，红枣9颗。首先把炙甘草放进锅中加水煎汁，将药汁取出备用；随后将炙甘草及其他两味原料一同放入锅中煎煮，先以大火烧开，当水沸腾后改以文火熬粥，当浮小麦烂熟至粥样时即可食用。一日早晚各1次，且应空腹食用。

具体表现

月经停止，患者将出现多汗、心悸及精神失常等症状，看什么事情都不顺眼，并有腰酸腿痛，四肢无力之感。

贴心小故事

张蕊是我表姐，今年已经48岁了。那天她跟姐夫大吵了一架，怒气冲冲地跑到诊所找我诉苦。

看到满脸愤怒的表姐，我关切地问道："姐，怎么了？干什么不高兴啊？"

"还不是你姐夫，让他给我买只鸡回来，结果他竟然给忘记了。气死我了！"表姐答道。

我笑着对表姐说："忘记买东西本来就是很正常的事情啊！再出去买一下就好了啊，你干嘛这样生气啊？"

"我也不知道为什么，反正听到他说忘买了，我就很恼火，随后就劈头盖脸地骂了他一顿，后来不知怎么的就吵起来了。对了，妹子，我最近也不知道怎么搞的，看什么事情都不顺眼，心里也觉得特别烦躁，感觉全身都提不上劲。我是不是得了什么大病啊？"表姐焦急地说道。

听完表姐的介绍，我意识到她这是步入更年期了，便安慰她道："姐，你这属于更年期的典型症状。一般情况下，妇女到四五十岁时便会步入更年期。更年期最显著的症状便是月经停止，同时患者还会出现四肢无力，心情不安，多汗盗汗等症状。"

"哦！是这样啊，我说最近自己怎么老是不对劲呢！"表姐恍然大悟，随后她又问道："既然如此，那有什么办法可以帮助我顺利渡过更年期吗？"

我回答表姐："当然有，我这里有个小偏方，你可以回去试试，此方由浮小麦、红枣及炙甘草三味原料组成，可以起到缓解更年期症状的作用。浮小麦可起到祛虚热及息汗的效果，可用于阴虚燥热及无故出汗等多种症状的治疗。李时珍所撰写的《本草纲目》说其可'益气除热，止自汗盗汗，骨蒸劳热，妇人热'。炙甘草具有调节呼吸、缓解疲劳等功效，可用于心悸，盗汗，气虚少血等症状的治疗；而红枣含有大量维生素，自古便是养颜圣品；而红枣所含有的大量钙及铁可以治疗更年期所出现的骨质疏松症状；此三味原料合用能够更好地缓和由更年期所带来的不良症状。

听了我的介绍，表姐特别开心，她对我说："妹子，我明白了！我这就回去跟你姐夫和好，再试一试这方子，看看有没有效。"

2天后，我从姐夫处得到消息：自从喝了浮小麦红枣粥后，表姐的脾气好了很多，又恢复了以前的好脾气，再也没有出现没事找事的情况了。

注意　浮小麦能够起到止汗安神的效果，然而对于无汗心烦及因虚脱而流汗的患者而言，浮小麦是不宜服用的。

第七章

儿科，小偏方为宝宝撑起"健康"保护伞

"流哈喇子"？快给孩子来点"生姜甘草汤"

小偏方

取甘草 10 克放入锅中，加入 3 片生姜及清水 500 毫升，煎煮 15 分钟；随后将汤汁放凉，取汤汁给孩子服用即可。服用方法为一日 1 次，连续服用 1 个礼拜。

具体表现

3 岁以上孩子经常流口水，舌苔薄且白，口水特别稀。

贴心小故事

磊磊今年 3 岁半了，跟其他同龄孩子不同的是他总是流口水，常常会由于流口水而弄得衣服脏兮兮的。为这，磊磊妈特别担心，也特别烦恼。那天，磊磊妈带着磊磊来到了我家，跟我说起了这件事。她跟我说："刘医生，磊磊都已经三岁半了，可是他还是经常会流口水，这属于正常情况吗？"

我告诉磊磊妈："小孩子流口水属于正常情况，半岁多的小孩由于对口水分泌能力的控制能力不怎么强，且吞咽功能未发育完善，因此常常会出现流口水的情况；当宝宝长到 1 岁时，由于其大脑功能的不断完善，因此流口水这一症状就有了明显的改善；当宝宝长到 2~3 岁时，其咽功能和中枢神经已趋于完善，因此宝宝也就不会再流口水了。可是磊磊都已经三岁半了，还老是流口水，这种情况就是不正常的。磊磊嘴巴里面是否有溃疡，抑或是否患有其他类型的口腔疾病呢？"

"没有，他并没有什么口腔疾病，嘴巴里面也没有溃疡；只是我前几天看了看口腔，发现他舌苔特别薄，带一点白色，并且其口水也特别稀。"磊磊妈回答道。

听完磊磊妈的介绍后，我意识到磊磊是由于脾胃虚寒所导致的流口水这一症状的出现。于是，我对磊磊妈说："既然如此，那么磊磊流口水便不是因为病理性原因所造成的。他主要是由于脾胃受寒所导致的，你可以试着给他熬点生姜甘草汤喝喝，连续服用一周，磊磊流口水的症状肯定会有所缓解。此方中生姜具有润脾祛寒之功效；而甘草则性平，可以生津养气，能够起到特别好的辅助作用，如此便可以令生姜温而不燥。两味食材搭配在一起对于因脾胃受寒所造成的流口水症状具有较好的疗效。"

"我明白了，谢谢刘医生！"磊磊妈高兴地带着磊磊走了。

一周后，磊磊妈又带着磊磊来我家玩。此刻站在我面前的磊磊红光满面，脸色特别红润。磊磊妈告诉我磊磊自从喝了生姜甘草汤后就再也不流口水了。最后，我给磊磊妈提了一点小建议：平常可以多给磊磊弄一些具有温和润脾功效的食物，比方说花生、羊肉等，这些食物对于磊磊恢复正常是特别有利的。

注意　服用此方期间，患者不能同时食用海藻及莜菜这两种食物。

小儿厌食，"开胃山药糕"来帮忙

小偏方

山药 300 克。首先将山药清洗干净，放进锅中蒸熟后去掉外皮；随后将山药捣碎，捣成山药泥；接着掺入适量面粉及白糖和匀，做成山药面团；将山药面团一分为二，制成厚度大概为 6 厘米的山药饼；随后在两张山药饼中加入适量的枣泥及山楂糕；再将饼切成小正方形块；最后将山药糕放进蒸锅里蒸熟即可。

具体表现

孩子长时间不喜欢吃饭，出现厌食、挑食的习惯。

贴心小故事

蕊蕊是个 5 岁的小女孩，长得特别可爱，就像是一个芭比娃娃。最近一段时间，蕊蕊开始出现了挑食的情况，这可愁坏了蕊蕊妈，她以为蕊蕊是生什么大病了，于是将蕊蕊带到医院做了一个全身检查，然而医生却告诉她，蕊蕊一点毛病也没有。无奈之下，蕊蕊妈只得又带着蕊蕊来到了我的诊所。

刚进诊所的门，蕊蕊妈就焦急地跟我说："刘医生，你给想想办法吧！蕊蕊最近也不知道怎么回事，不管我做什么菜给她吃，她都不吃的。我刚带她去医院作了下检查，医生说她身体没有任何毛病。这不吃饭怎么行啊，就这么几天，蕊蕊都瘦了一圈了，都心疼死我了。"

蕊蕊妈说完后，我对她说："既然蕊蕊身体没有出现任何异常情况，那这肯定不属于病理性厌食，而属于生理性厌食。你可以给她做一些能促进消化且开胃的食物吃吃，我建议你试试'开胃山药糕'，此物对于小儿厌食这一疾病的具有较好的疗效。"

"吃'开胃山药糕'就可以治疗蕊蕊的厌食症？刘医生，这是真的吗？"蕊蕊好奇地问道。

我向她解释道："当然！从中医角度上来说，山药可以起到润脾养肾及养胃益肺之功效；对于滋养脾胃具有较好的疗效，《神农本草经》就将其视为养身上品；而山楂糕则可以起到开胃、促消化的作用；枣泥具有养胃安神之功效；因此此方对于小儿厌食疾病的治疗具有较好的疗效。最重要的是，此方中所涉及到的食材均系纯天然无污染食物，不会对孩子产生任何的副作用，其酸甜可口的味道也深受小朋友们欢迎。"

听完我的介绍后，蕊蕊妈特别高兴，表示自己回去后一定会给蕊蕊做"开胃山药糕"吃。3天后，我接到了蕊蕊妈打来的电话，她跟我说，蕊蕊非常喜欢吃山药糕，而且食欲也好了，每次吃饭的时候都特别乖，再也没有出现厌食的情况了。

注意 山药具有收敛之功效，故身患感冒及肠胃不舒服的朋友不适合食用。

甘草+小麦+大枣+金蝉，小儿夜啼不发愁

小偏方

甘草5克，小麦48克，大枣4颗，金蝉4克。将所有原料放入锅中，加

入适量清水煎煮15分钟，待汤汁稍凉时，将其代茶喂给宝宝喝。

贴心小故事

那天，一个怀抱婴儿的年轻少妇走进了我的诊所，看她神色特别焦急，我便问道："姑娘，你是哪里不舒服吗？"

少妇回答我说："不是我不舒服我，是我家宝宝，现在已经2个月了。不知道怎么回事，从上个月开始，他就出现了黑白颠倒的情况。白天的时候睡得特别香，可晚上的时候说什么也不肯睡，而且每到晚上的十二点，他就会开始啼哭，不管我怎么做都无法让他停止哭泣。刚才我带他去医院检查了一下，没有查出症状。因此只得来找您，看您是否有办法。"

> **具体表现**
>
> 0～6个月的婴儿出现黑白倒置的情况，白天可正常入睡，一到晚上就不睡觉，且出现每晚准时啼哭的症状，严重者甚至整晚都在哭泣。

听了少妇的介绍，我告诉她："既然宝宝并没有出现任何疾病症状，那么这就不属于病理性啼哭的范畴；宝宝晚上啼哭时，不管你做什么都没有用，这便证明他不是由于饥饿、尿布潮湿及想要某些东西而导致的啼哭；所以其成因应该是由于脾寒，受到了惊吓，抑或心热而造成的。小儿夜啼这一症状好发于0～6个月的宝宝，其症状为黑白颠倒，夜晚不停的哭泣。对于这一症状的治疗，你可以用甘草、大枣、金蝉及小麦熬汤给宝宝喝喝看，或许此方可治疗你家宝宝所患的夜啼之症。"

"这个方子的原理是什么啊？不会对宝宝造成什么副作用吧？少妇继续问道。

我跟她解释道："甘草具有祛心火之功效；小麦可以起到养肝消惊及补心安神的效果；金蝉味甘，性平，具有祛风消惊之功效；而大枣则可以起到补血润脾的作用。此四味药合用可以缓解神经过度紧张；同时还可用于神经不安、失眠烦躁及小儿夜啼等疾病的治疗。西医学研究也证明：此方具有镇静安神的效果，故对于小儿夜啼这一症状的治疗具有较好的疗效。"

听完我的解释后，少妇脸上露出了一丝笑容。临走时她表示回去后便会试试这药方。十天后，当我正在办公室撰写相关医学论文时，那位少妇再次抱着孩子来到了我的诊所，她告诉我宝宝现在已经康复了，晚上再也没有出现无故啼哭的症状，她此次前来，就是想跟我说一声谢谢的。我叮嘱她以后要好好照看孩子，不能让其无故受凉及患病，如此孩子便可健康茁壮地成长。

注意 此方忌醋，故服用此方的患儿不可同时饮醋。

"槟榔茴香"，帮小儿杀"蛲虫"

小偏方

取槟榔 50 克，用刀将其切碎，放进煎锅中；随后加入 10 枚茴香，再加入适量清水，煎煮片刻后即可服用。一日 1 剂，一日 2 次，连续服用 1 周。

贴心小故事

那天，吃完晚饭后，我去小区公园里散步，正好碰到了同样出来散步的张奶奶，随后我们便坐在公园的凳子上一起聊天。期间，张奶奶对我说："小刘啊！我想跟你请教个问题。最近我家孙子强强总是喜欢去挠肛门及裆部，特别是在晚上，挠得更加厉害；每天早上起床后，我都可以看到他的两只熊猫眼，好像是晚上没有睡好。那天晚上，我给他洗衣服的时候，发现他内裤上好像有一些特别小的虫卵，这到底是怎么回事啊？"

具体表现

肛门附近和会阴部出现瘙痒，尤其到晚上时，此症状表现得更加明显；患者睡眠质量不好；伴有厌食、腹痛、遗尿及精神不振等不良症状。

听完张奶奶的介绍后，我对她说道："张奶奶，你们家强强应该是患上了小儿蛲虫病了。此病最典型的特征便是夜间肛门附近及会阴部出现不同程度的瘙痒；与此同时，还可能伴随着厌食、腹痛、睡眠质量不好及遗尿等症状。从您的描述来看，应该可能断定你家强强就是患上了小儿蛲虫这一疾病。"

"那岂不是要给强强买杀蛲虫的药？"张奶奶问道。

我告诉张奶奶："药物治疗确实是治疗蛲虫的一种方法，不过强强还小，我建议您试试'槟榔茴香'这一偏方，此方具有治疗小儿蛲虫病的功效。槟榔具有杀虫、行水祛湿及消气行滞之功效，可用于小儿肠道疾病，特别是小儿蛲虫病的治疗；与此同时，槟榔还可治疗脚气，胸口痛，大小便不畅及急性疟疾等疾病的治疗；茴香具有润肝肾，利胃气消塞结，祛寒镇痛，调气利胃之功效，可用于女性痛经、厌食呕吐、寒疝腹痛及少腹冷痛等疾病的治疗。二者合用对于小儿蛲虫这一疾病具有较好的疗效。"

听完我的介绍之后，张奶奶紧锁的眉头立马舒展了，她表示第二天就会给强强弄槟榔茴香汤喝。10天后，我在小区里见到了正准备外出玩耍的强强及张奶奶，此刻的强强精神特别好，眼睛炯炯有神，根本就没有黑眼圈。张奶奶告诉我自从开始服用槟榔茴香汤后，强强晚上再也没有抓过裆部及肛门了，而且他每天晚上都睡得特别香。

注意　槟榔虽具有杀虫的功效，但是对于那些脾虚便溏的患儿而言，槟榔还是应该谨慎服用的。

略炒"使君子"，解决"小儿蛔虫"

小偏方

使君子适量，把使君子放进炒锅中翻炒，待使君子发出香味时盛出。食用量根据年龄决定，一岁每天用2粒使君子，每增加一岁则加2粒，以此类推（一天最多为20粒），一日3次，3天为1个疗程。

贴心小故事

多多今年6岁了，是我家隔壁王奶奶家的孙女。那天，王奶奶带着多多到我的诊所。王奶奶

具体表现

患者身形消瘦；有一些奇怪的饮食习惯；偶有半夜受惊及磨牙的情况出现；大便中有蛔虫，抑或虫卵出现。

一见到我就跟我说："刘医生，你给多多开一些打蛔虫的药吧。多多好像患上了小儿蛔虫病了。昨天，我儿媳妇跟我说她看到多多大便里面有一条细长的蛔虫在蠕动，而且多多近来出现了一些特别奇怪的饮食习惯，她甚至会将书纸从书本上撕下来吃。前些天，她晚上睡觉的时候还磨牙了。多多今天还跟我说她觉得自己肚子里面好像有虫虫在爬，肚子痛。"

我安慰王奶奶道："王奶奶，您别着急！小儿蛔虫病是一种经常在小孩子中出现的疾病，只要治疗及时就不会让孩子受到较大的痛苦。吃蛔虫药固然是一种治疗小儿蛔虫病的方法，然而对于较小的孩子而言，如果可以用食疗的方法进行治疗，我们是不主张给他们吃药的。我这里便有一个治疗小儿蛔虫病小偏方，您只需回去后炒一些使君子给多多吃，一天吃 3 次，连续吃 3 天，那么多多体内的蛔虫就可以全部杀死。"

"光吃使君子就可以杀蛔虫？刘医生，你在跟我开玩笑吧。"王奶奶显然对我说所的小偏方产生了怀疑。

我告诉王奶奶："使君子可以起到驱虫及润脾消积的效果；可用于小儿蛔虫、小儿疳积及腹胀腹泻等疾病的治疗。此药用得最多的便是小儿蛔虫病的治疗，医学巨著《本草纲目》如是说：'凡杀虫药多是苦辛，惟使君、榧子，甘而杀虫，亦一异也。凡大人小儿有虫病，清晨空腹食使君子仁数枚，或以壳煎汤咽下，次日虫皆死而出也。或云七生七煨食亦良。此物味甘气温，既能杀虫，又益脾胃，所以能敛虚热而止泻痢，为小儿诸病要药。'由此可见，使君子医治蛔虫病由来已久，其疗效也是值得信赖的。"

听完我的解释后，王奶奶如释重负，她跟我说自己立马就回去给多多炒使君子吃。

7 天后，我在街上碰到了外出买菜回家的王奶奶。她告诉我从诊所回去之后，她就给多多炒了使君子，并让她接连吃了 3 天。现在多多再也没说肚子痛了，晚上也没再出现过磨牙的情况，大便中也没有再发现蛔虫及虫卵了。听到这样的消息，我心里也特别高兴。

注意 使君子不可过量食用，否则患儿将出现恶心、呕吐等不良症状。

小儿遗尿，快用"银杏"来治疗

小偏方

银杏10颗，把银杏放入锅中煨熟，待银杏壳变黄时盛出。临睡前服用，连续服用一周即可。

贴心小故事

小磊今年8岁了，长得特别乖巧，头脑也特别聪明。打出生以来，小磊就一直是父母的希望。然而有一件事情却让妈妈特别着急。那个礼拜天，小磊妈带着小磊来到了我的诊所。小磊妈对我说："刘医生，有件事情我想请教您！小磊今年已经8岁了，可是他却老是尿床，一个晚上要尿两三次，这一症状已经持续2年多了。开始的时候，我也没觉得有什么奇怪的，毕竟小孩子尿床是特别平常的事情，可是现在他都已经8岁了，怎么还有这种情况出现。同时他尿床之后，不管我怎么叫他也叫不醒。而且他第二天起来之后也对尿床这件事一点印象也没有。"

具体表现

孩子经常出现尿床的情况，一周尿床次数在2次以上，且此症状持续时间比较长；日常生活中，患儿容易出汗，特别是在晚上。

待小磊妈说完后，我对她说："小磊这是患上了小儿遗尿症了。小孩子之所以会患上小儿遗尿症主要有四个方面的因素：第一个因素为膀胱发育不良；第二个因素为心理因素及发育不良；第三个因素为睡眠觉醒意识不足；第四个因素则为遗传因素。治疗小儿遗尿这一疾病的方法有多种，银杏便是一种特别好的治疗小儿遗尿的食材。你回家后可以炒10颗银杏，在小磊睡觉之前，让他吃下，接连吃一个礼拜，应该可以治愈小磊所患有的小儿遗尿症。"

"银杏真的可以治疗小儿遗尿症吗？除了银杏之外，不用再配其他的药了吗？"小磊妈觉得有点不可思议。

我告诉小磊妈："是的，银杏可以起到养肺镇喘、消带缩尿的效果，可用于白带过多,夜尿频多及咳嗽痰多等疾病的治疗。《品汇精要》说其'煨熟食之,止小便频数';《山东中药》则说它可'治遗精,遗尿'。中医表示:银杏具有敛肺气,消温带,缩小便及消痰止喘的功效,可用于咳嗽痰多,小便频繁,遗尿及白带混浊等疾病的治疗。因此银杏对于小儿遗尿这一疾病具有较好的疗效。"

听完我的介绍之后,小磊妈特别高兴,临走时她告诉我回家之后便会给小磊煨银杏吃。不知不觉中,时间便过去了一个礼拜。那天,我正在诊所里看诊,小磊妈打来电话,她告诉我她已经给小磊吃了一个礼拜的白果了。现在小磊已经没有再出现过尿床的症状,每次尿尿时,自己都会起来去洗手间。小磊病好后,她觉得舒服多了。

注意 银杏虽可治疗小儿遗尿,然而银杏却不可多食,否则将导致食物中毒。

小儿伤食呕吐,找来"鲜白萝卜"帮帮忙

小偏方

白萝卜480克,蜂蜜适量。首先把白萝卜清洗干净,切成小块;随后在将其放入沸水中,当水再次沸腾时将萝卜盛出来,控干水分;然后将萝卜放在太阳底下晾晒半天;接着再将萝卜放进锅中,加入适量蜂蜜,用文火蒸煮,边煮边搅,当萝卜与蜂蜜充分混合之后将萝卜拿出来放凉,即可食用。食用时间为吃完饭之后。

具体表现

小孩子不喜欢吃饭,肚子疼痛,老是呕吐,呕吐物带有酸味,晚上无法睡觉,甚至出现半夜呕吐的症状。

贴心小故事

嘟嘟才4周岁,最近她都不怎么喜欢吃饭,并且经常出现半夜呕吐的情况,这可急坏了嘟嘟妈。那天嘟嘟妈带着嘟嘟来到了我的诊所,见到我后,嘟嘟妈就特别着急地对我说:"刘医生,你帮忙想想办法吧。嘟嘟最近都不知道怎么搞的,不喜

吃饭，老是呕吐，甚至半夜的时候也会突然起来呕吐，她跟我说吐完之后她就觉得舒服很多了。我发现她吐出来的东西里面有一股酸臭味，而且她口气也不是特别正常，还经常打酸嗝。嘟嘟这不是患了什么大病了吧？"

听了嘟嘟妈的描述之后，我意识到嘟嘟是患上了伤食症了，因此才会出现呕吐的症状，我安慰嘟嘟妈道："嘟嘟妈，你先别着急。嘟嘟应该是患上小儿伤食症了。小儿伤食症的出现主要是由于三种原因所引起的：第一种为胃阴不足；第二种为外邪伤胃；第三种则为脾胃虚寒。治疗由小儿伤食所造成的呕吐这一症状有许多种方法，我现在给你介绍一种食疗的方法，即'白萝卜蜂蜜汤'，应该可以治疗嘟嘟所患的伤食呕吐这一症状。"

"吃白萝卜和蜂蜜就可以治疗宝宝的呕吐症状？刘医生，这方子应该有一定的科学原理吧？"嘟嘟妈问道。

我对嘟嘟妈说："是的，此方中白萝卜具有助消化及肠胃蠕动之功效，可以加快新陈代谢，平时肠胃功能比较弱的人多食白萝卜是特别有利的；而蜂蜜味甘，性平；可以起到解百毒、安五脏及养肺润肠的效果。二者合用可以起到止吐、促消化及养胃的效果；因此此方可用于由小儿伤食所导致的呕吐这一症状的治疗。"

听了我的解释后，嘟嘟妈心悦诚服地点了点头，并表示回家后就会给嘟嘟做'白萝卜蜂蜜汤'。3天后，当我正在办公室里午休时，嘟嘟妈找到了我。她跟我说嘟嘟已经不再呕吐了，也不再厌食了，胃口又像以前一样了，一顿可以吃下一碗饭，同时她还表达了对于中医小偏方的膜拜之情。

注意　鉴于白萝卜具有中和药性之功效，因此患者在食用白萝卜的同时不能服用中药或补药。

小儿腮腺炎，快用"大青叶"敷治

小偏方

大青叶150克，白醋适量。首先将大青叶捣烂；随后加入适量白醋，搅拌均匀；再把调好的药材涂在孩子肿大的腮腺上，注意涂抹药材的范围应该比腮腺的范围要大。如果大青叶变干了，可选择添加适量白醋，以保持大青叶温润。使用方法为一天1次，5天为1个疗程。

贴心 小故事

那天，我的诊所里来了一位长得特别可爱的小姑娘，大大的眼睛，好像会说话一样，人也长得特别乖巧，然而美中不足的是：她一边腮腺明显比另一边要大，应该是患上了腮腺炎吧。小姑娘跟我说她叫晓晓，今年七岁了。今天是妈妈带她来是看病的。

晓晓妈对我说："刘医生，你给想想办法吧！晓晓这孩子不知道咋回事，一边脸都肿了，明显比另一边要大。"

"那晓晓脸开始肿大持续多长时间了呢？之前有没有出现过什么异常的现象。"我问道。

"脸肿是从昨天晚上开始的。不过两个礼拜之前，晓晓就出现过浑身发热，不喜欢吃饭的症状，她还跟我说自己觉得四肢无力，特别想睡觉。除了这些症状之外，她的身体并没有出现特别大的不适，当时我工作也特别忙，也就没有注意这么多。可是从昨天晚上开始，晓晓的左边脸就肿了，她说她觉得脸很痛，不想吃饭，因为一张嘴那种疼痛就更加明显了。"晓晓妈答道。

听完晓晓妈的描述，我更加肯定了我的推断，晓晓真的是患上腮腺炎了。于是我对晓晓妈说："晓晓这是患上了腮腺炎了啊！这样吧，你回去后给晓晓弄点大青叶，将大青叶捣烂，然后加入少许白醋，将调好的药敷在晓晓脸上。一天一次，接连敷5天。晓晓的腮腺炎应该就可以痊愈了。"

"只用大青叶跟白醋就可以了吗？不用吃其他的药吗？"晓晓妈问道。

我告诉晓晓妈："大青叶具有抗病原微生物之功效，它可以起到抑制肝腮腺炎病毒的效果。此药可以起到清热、止血及消毒的作用，可用于急性肺炎，吐血，传染性肝炎及腮腺炎等疾病的治疗。《本草正》说其可'治瘟疫热毒发狂，风热斑疹，痈疡肿痛，除烦渴，止鼻衄、吐血，杀疳蚀、金疮箭毒。凡

具体表现

前期：孩子会出现浑身发热，不思饮食，全身乏力及呕吐等症状。后期：腮腺肿大，体温升高，腮腺管红肿；患者将感觉腮腺部位疼痛剧烈；吃东西及讲话时该症状特别明显。

以热兼毒者，皆宜蓝叶捣汁用之。'而白醋性温，可以起到散瘀、解毒的效果，可用于吐血痛疽疮肿及产后血晕等疾病的治疗。二者合用对于腮腺炎这一疾病的治疗具有较好的疗效。"

听完我的介绍，晓晓妈恍然大悟，并表示回家后就会给晓晓弄大青叶敷脸。一个礼拜后，晓晓妈给我打了个电话，她告诉我晓晓的脸已经不再肿了，也没再喊脸疼了。

注意 大青叶可解热毒，故未出现心胃热毒辣这一症状的患儿不宜使用。

桃仁栀子，巧治"小儿惊风"

小偏方

桃仁30克，栀子30克，面粉30克。首先将桃仁及栀子辗碎，然后将三味原料充分混合，加入适量鸡蛋清搅拌均匀；随后将其均匀涂于患儿两只脚脚底板，接着以纱布包好即可。

贴心小故事

具体表现

该病发作时，患儿将出现全身僵直，手脚抽搐及突然昏倒等症状。

甜甜是个长相甜美、头脑聪明的小女孩，今年6岁了。打出生以来，甜甜便是爸爸妈妈的骄傲，然而前几天甜甜出现的一些症状，吓坏了甜甜的爸妈，那天，甜甜妈带着面色苍白的甜甜来到了我的诊所，一见到我，甜甜妈就好像是抓到了救命稻草一般，拉着我的手用恳求的语气对我说："刘医生，你救救我的甜甜吧！她刚才突然昏倒了，而且还出现了全身僵直有四肢抽搐的症状，昏迷了足足半个小时；她抽搐时，我没敢动她，只是立马将她抱到床上，头歪向一边，还往她嘴里塞了个用纱布包好的压舌板。以前甜甜也出现过这样的情况，甜甜之所以出现这些症状莫不是患上了小儿惊风？"

听完甜甜妈的介绍，我肯定了她的猜测，并对她说："你的护理措施是相当正确的，当孩子因小儿惊风发作而出现全身僵直及四肢抽搐的症状时，家长是不能用力阻止的，否则便将造成孩子四肢出现骨折。小儿惊风这一疾病危害特别巨大，家长及患儿必须积极配合治疗，否则将对患儿生命造成威胁。小儿惊风属于比较顽固的疾病，况且甜甜还这么小，如果选择西医治疗的话，或许会留下诸多后遗症。对于这一疾病的治疗，民间流传着一个小偏方，即以桃仁、栀子及面粉为原料，加入适量鸡蛋清，将其涂于患儿脚心，随后再用纱布包好即可。"

"刘医生，这个方法真的有效吗？"甜甜妈说出了自己的疑问。

我跟甜甜妈解释道："栀子具有祛火消烦、消热除湿及凉血消毒之功效，可用于头痛，扭伤肿痛，肝火旺盛，燥热心烦等疾病的治疗；而桃仁则具有活血消瘀之功效，可用于肺痈肠痈，跌扑受伤，大便干燥等疾病的治疗。西医学实验显示：桃仁具有消炎，抗过敏，预防肿瘤，镇咳及增加血流量的作用。二者合用对于小儿惊风这一疾病的治疗具有较好的疗效。"

"原来是这样啊，那我回去一定得给甜甜试试这小偏方。"甜甜妈高兴地说。

时光飞逝，不知不觉中，时间已经过去了3个月。那天，我正准备写医学论文便接到了甜甜妈打来的电话。她跟我说这三个月中甜甜再也没有发过病，每天都过得很开心。最后我提醒甜甜妈一定要多花些心思在甜甜身上，防患于未然，这样甜甜才能够健康成长。

注意 核桃含有大量营养物质，有益于人体健康；不过核桃忌酒，故不宜和酒一同食用。

蜂窝口腔炎，"地蜈蚣草"很有效

小偏方

取新鲜地蜈蚣草 100 克，将其放进锅中，加入适量清水，连煮 3 次即可。服用方法为一日 1 次，连续服用 3 天。

具体表现

患儿出现不停流口水，口气恶臭，口腔黏膜泛红，口腔温度升高，口腔肿大及疼痛的症状。

贴心小故事

那个礼拜五，一位名叫伟伟的小男孩跟着妈妈来到了我的诊所。伟伟是个特别帅气的小男孩，可是他脸上却满带愁容。进入诊所后，伟伟妈就对我说："刘医生，你看看伟伟的嘴巴吧！也不知道是怎么回事，伟伟嘴巴里面长满了小水疱，每次讲话时都会带着一股特别难闻的恶臭。3天前，我曾带他去医院里看过，医生给开了些清热消火了的药。消炎药都快吃完了，可是伟伟这病却一点也没见好。刘医生，你给看看吧！"

听了伟伟妈的介绍，我仔细检查了伟伟的口腔，结果我发现伟伟的口腔黏膜出现泛红的迹象，口腔温度也比较高，口腔还呈现出肿大的症状；当然，伟伟妈所说的口气恶臭也是其症状之一。检查完伟伟口腔后，我对伟伟妈说："伟伟这是患上了蜂窝口腔炎了，必须及时治疗，否则病情将会不断恶化。此病光消炎是不管用的，你可以给他用些新鲜地蜈蚣草熬汤试试看，此方对于蜂窝口腔炎的治疗具有较好的疗效。"

"只需用地蜈蚣草熬汤就可以了吗？不需要其他的原料了？"伟伟妈问道。

我告诉伟伟妈："地蜈蚣草可以起到消热祛湿、解毒化肿及凉血止血的效果；可用于淋证，烫伤，痈肿疮毒，腹泻及尿血等疾病的治疗。地蜈蚣草系内服外敷两用药物，内服外敷同时使用，其效果将更好。地蜈蚣草可以起到祛热解毒及消痈肿之功效，主要用于蜂窝组织炎一类疾病的治疗，对小儿蜂窝口腔炎具有较好的疗效。"

听完我的解释之后，伟伟妈脸上展现出一丝笑容。临走之前，伟伟妈表示自己回去后就会给伟伟熬地蜈蚣草汤喝。5天后，伟伟妈给我打来电话，她告诉我多亏我告诉她的偏方，如今伟伟所患的蜂窝口腔炎已然痊愈了。最后我告诉伟伟妈，地蜈蚣草不仅可以治疗口腔炎，外敷还可治疗烧烫伤，是一味特别好的药材。

注意 地蜈蚣草虽可起到消痈肿的效果，但脾胃虚寒蜂窝口腔炎患者不宜使用此方进行治疗。

荷叶+冬瓜，"小儿口疮"不再紧张

小偏方

新鲜荷叶1整张，冬瓜450克。首先将荷叶清洗干净，切碎，带皮冬瓜清洗干净后切成小块，随后将二者一同放进砂煲中，放入适量清水；先以大火烧开，再以文火熬煮半小时，待汤好时放入适量油及盐调味即可，食用方法为喝汤吃冬瓜。

贴心小故事

那天，一位抱着婴儿的少妇来到了我的诊所，孩子看上去的大概十个月大的样子。少妇神色紧张，眼睛时不时看一看手上的孩子。走进我的看诊室后，少妇用特别诚恳的声音对我说："刘医生，你帮忙看看我家宝宝吧。她嘴巴里面好像长了什么东西，开始的时候我并没有注意，只是感觉有点奇怪，给她喂奶的时候，她都不肯吃。昨天我掰开她的嘴巴看后才发现她的口腔已经溃烂了。这到底是怎么事啊？"

待少妇说完后，我仔细观察了一下宝宝的口腔，其口腔黏膜有特别明显的充血情况，与此同时，口腔里还有许多大大小小的溃疡，且其溃疡均被灰白色的假膜所覆盖，从这些症状来看，宝宝是患上了溃疡性口疮，溃疡性口疮即小儿口疮之一。随后我对少妇说道："你家宝宝所患的是溃疡性口疮，患此病的患儿会觉得口腔特别疼痛，还总是会流口水，心情也特别烦躁。吃奶时，乳头或奶瓶会触碰到溃疡面，将加重疼痛，故小儿口疮患者会拒绝吃饭。

"原来是这样啊！我说宝宝这几天怎么都不肯吃奶呢。刘医生，那有什么办法可以治疗小儿口疮这一疾病吗？我不想让宝宝打针，她还这么小，我不想让她承受打针的痛苦；也不想让她吃药，'是药三分毒'；我也担心药物的

具体表现

前期患儿口腔、舌头和咽喉部位黏膜出现许多亮晶晶的小水疱，一段时间后，水疱溃烂，随即导致溃疡出现；患儿还将出现口腔黏膜红肿充血的情况。

副作用会对宝宝以后的身体健康造成不良影响。如果有食疗方法的话，那是最好的，我心里真的好矛盾，刘医生，你帮帮我吧！"少妇满脸纠结地说道。

我对少妇说："说起食疗的方法，我这里的确有一偏方，可以治疗小儿口疮这一疾病。名为'荷叶冬瓜汤'，你可以给你的宝宝试试，此方对于小儿口疮这一疾病具有较好的疗效。荷叶具有清热消暑、滋脾补阳及消瘀止血的作用，可用于水肿，腹泻，带下病，便血，产后恶露不净等多种疾病的治疗；而冬瓜含有大量蛋白、胡萝卜素、粗纤维、钙、铁等多种对人体有益的营养元素，可以起到利水化痰，解毒，消湿解暑之功效，可用于小便不畅，高血压及心烦胸闷等疾病的治疗。二者合用可以起到清热消暑及利尿解湿的作用，可用于心烦气燥、小儿口疮等疾病的治疗，尤其对于小儿口疮这一疾病具有较好的疗效。"

听完我的介绍后，少妇特别高兴，她当即表示回家后就会给宝宝做荷叶冬瓜汤喝。一个月后，我接到了少妇的电话，她告诉我，自从喝了荷叶冬瓜汤后，宝宝所患的口疮有了明显的好转，接连服用一个月后，宝宝所患的口疮已经痊愈了，宝宝吃奶又像以前那样欢快了，再也不拒绝吃奶了。

注意 冬瓜忌醋，二者一同烹调时，冬瓜所具有的营养价值将会降低，故烹调此方时不能加醋。

小儿腹泻，要选择"山药+莲子+麦芽+茯苓+大米"

小偏方

山药80克，莲子80克，麦芽40克，茯苓40克，大米400克。首先将所有原料均磨成细粉后放入锅中，随后加入适量清水，慢慢熬煮；待其成糊状时，加入适量白糖即可食用。食用方法为一日3次。

具体表现

大便次数较多，大便比较稀；偶伴有四肢乏力，面色苍白及食欲低下等症状。

贴心 小故事

小宇今年3岁了，长得特别帅气，为人也特别机智活泼。最近一段时间，不知怎么搞的，小宇一天要拉五六次大便，而且大便都是比较稀的那种。小宇出现的这些症状可急坏了小宇妈，那个礼拜四，我刚到诊所，小宇妈就带着小宇过来了。见到我后，小宇妈就对我说："刘医生，你快给看看，小宇这到底是怎么了？怎么会老是拉肚子呢。"

听完小宇妈的介绍，我告诉她："小宇这是患上了小儿腹泻了。小儿腹泻这一疾病的诱因有很多，比方说饮食因素、肠道感染等等，均可造成小儿腹泻这一疾病的出现。其症状为腹痛、恶心及呕吐等，当然大便次数增多及大便性质发生改变是小儿腹泻最重要的症状。对于小儿腹泻这一疾病的治疗，可以选择药物治疗的方式。当然小宇还比较小，过多的服用药物会对他的身体造成不良影响，还会降低其对病毒的抵抗力。因此如果选择食疗的方法是最利于小宇身体的健康的。"

"食疗？那刘医生，你是否可以给我推荐个食疗的方法呢？"小宇妈焦急地问道。

我告诉小宇妈："对于小儿腹泻这一疾病的治疗，我这刚好有个小偏方，你可以回去后给他试试。此方由山药、莲子、麦芽、大米及茯苓五味原料组成；可以起到健脾养胃、消涩止泻的作用，主要用于小儿腹泻这一疾病的治疗。山药具有养脾润胃之功效，可用于脾虚食少、腹泻等疾病的治疗；莲子具有养心醒脾、滋阴补阳、滋脾润胃及养脾止泻之功效，可用于脾虚久泻、腰疼等疾病的治疗；麦芽可起到通气消停、养脾润胃之功效，可用于消化不良、腹痛、脾虚厌食等疾病的治疗；茯苓可起到养脾消痰、静心定神之功效，可用于小便不利、泄泻及呕吐等疾病的治疗；四者合用，再加上大米可起到健脾养胃及消涩止泻的效果。"

待我说完，小宇妈高兴地点了点头，临走时还表示，自己回去后一定会让他试试这小偏方。

3天后，小宇妈带着他再次来到了我的诊所，这回她们是来买补钙药的。期间，小宇妈对我说："刘医生，你别说，那偏方真的是太神了。小宇就吃了2天，第三天他的大便就正常了，一天也就拉一次大便了。"听完小宇妈的介绍之后，我对她说："看吧，传统食疗方法的作用还是无穷的。"

注意 茯苓忌米醋，故服用此方时，患儿不能同时食用米醋。

小儿疳积，红枣帮忙来治疗

小偏方

红枣6颗，粳米适量。首先把红枣及粳米清洗干净，一块放在锅中，放入适量清水煮粥；待粳米开花成粥即可食用。食用方法为一日2次，早晚各1次。

贴心小故事

小刚今年刚满1周岁，长得特别活泼可爱。可是近几天来小刚老是哭，睡觉也睡得不踏实，身形也慢慢消瘦了。那天小刚妈带着生病的小刚来到了我的诊所。小刚妈就对我说："刘医生，你给看看吧，小刚这到底是患了什么病啊，老是哭，晚上睡觉都不好好睡，也不怎么吃饭，有时候还会吐酸水，看着他一天天地瘦下去，我真的好担心啊！"

具体表现

身形消瘦，心烦爱哭，无法入睡，不思饮食，呕吐(吐出物带酸味)，腹痛，腹胀。

听完小刚妈的介绍后，我帮小刚检查了一下。检查之后，我发现他有腹胀的症状；体温也有点偏低，指纹呈紫滞色。将检查结果与小刚妈所说的症状结合在一起，我意识到小刚是患上了小儿疳积这一疾病了。于是我对小刚妈说："您别着急，小刚患的是小儿疳积。此病通常因不正确的喂养方式造成，也可由其他许多疾病而引发。鉴于小刚年纪比较小，脏腑均比较娇嫩，机体的生理功能也没有发育成熟；可是宝宝生长发育特别迅速，其对水谷精微的需求量也就特别大。所以，最终也就出现了生理上的'脾常不足'，而不正确的喂养方式，最终也就导致了小儿疳积这一疾病的出现。对于这一疾病的治疗，你可以试试'粳米红枣粥'，此方中的红枣可以用来治疗小儿疳积这一疾病。"

"红枣？如此普通的东西真的可以治疗小刚的病吗？"小刚妈提出了自己的疑问。

我跟小刚妈解释道："你可别小看了红枣，它的作用可大着呢！红枣含大量维生素，具有'天然维生素丸'之美称。它可以起到补血安神及提高人体免疫力的效果。与此同时，红枣还含有大量钙及铁质，因此它对于预防骨质疏松及贫血均有较好的疗效。红枣内所具有的芦丁这一成分，可以起到软化血管的作用，所以红枣对于高血压这一疾病的治疗也具有较好的疗效。西医学证明：红枣可以起到增加肌力，提高体重，保护肝脏镇静安神之功效，对于因小儿疳积所引起的眨眼不安、烦躁易哭等症状具有缓和作用；红枣还可提高人体免疫力，提高其抗病能力。所以此方对于小儿疳积这一疾病的治疗具有较好的疗效。"

"我明白了！谢谢刘医生。"说完，小刚妈就带着小刚满心欢喜地走了。

1周之后，我正在诊所里给病人开药方，小刚妈打来电话。她告诉我自从吃了'粳米红枣粥'后，小刚老实了很多，晚上也睡得特别香。现在体重也增加了不少。最后，我告诉小刚妈，对于小儿疳积这一疾病的治疗，家长可选择适度给宝宝按摩肚脐，此法可以让宝宝舒服许多。

注意 红枣虽含有大量维生素，有利于人体健康。然而红枣也是不宜多食的，红枣食用过量将导致胃酸过多及腹胀等不良症状的出现。

初热期小儿麻疹，赶快吃"甜菜粥"

小偏方

甜菜 180 克，粳米 90 克。首先将甜菜及粳米清洗干净，随后将它们一块放入砂锅中，加入适量清水，熬成菜粥即可。食用方法为一日 2 次，早晚各 1 次。

贴心小故事

贝贝是我表妹小青的女儿，今年刚好3岁了。那天我正在家做晚饭。小青匆匆忙忙地抱着贝贝过来了。一进家门，小青就朝着正在厨房忙活地我喊道："姐，你快来看看，贝贝这到底是怎么回事啊？"

听到小青的喊叫，我连忙从厨房里走了出来，来到了客厅。随后我立马检查了一下贝贝的身体，并给她量了一下体温。检查完后，我发现贝贝的体温有点偏高，眼睛也比普通孩子要红；与此同时，其身上还有一些隐约的斑疹，这属于小儿麻疹初热期。于是，我对小青说："小青，贝贝这是患上了小儿麻疹了啊！此时还属于初热期，再过个几天，等麻疹出来后，贝贝会觉得更难受的。"

"小儿麻疹？姐，那可怎么办啊？我以前就出过麻疹，那滋味别提多难受了。我可不想让贝贝也受这种苦啊！"小青焦急地说道。

"贝贝现在还处于初热期，你回去给她试试'甜菜粥'吧。'甜菜粥'应该可以治疗这初热期小儿麻疹，让贝贝免受痛苦。"我对小青说道。

听完我的建议，小青脸上露出了一丝不相信的神色，并说道："姐，你不是忽悠我的吧！甜菜粥就可以治疗贝贝的小儿麻疹初热期症状？"

我跟小青解释道："甜菜具有祛热解毒及透疹的效果，和粳米一块煮粥，不仅可以起到扶正托邪之功效，同时还有利于麻疹透发。再加上此粥味道甜美，宝宝也比较喜欢吃。李时珍所撰写的《本草纲目》如是说'莙荙菜粥，健胃益脾'，此处所说的莙荙菜即为甜菜。西医学研究表明：甜菜具有甘露醇、钾、镁等多种营养元素，药理实验也证明，此方具有利水作用，可起到解热透疹之功效。"

听完我的解释后，小青恍然大悟。临走时，小青表示回家后就给贝贝煮甜菜粥喝。4天后，小青又带着贝贝到我家来了。此时的贝贝生龙活虎，已经没有了一点生病的症状。小青告诉我，回家后，就给贝贝弄了甜菜粥喝，连续吃了3天，这不，贝贝又恢复了往日的活泼，现在她心中悬着的那块石头也总算落地了。

注意 甜菜粥含有大量糖分，故患有糖尿病的小宝宝不宜食用。

小儿百日咳，"甘蔗+荸荠"效果好

小偏方

甘蔗 2 节，荸荠 8 个。首先将以上两味原料清洗干净后剥去外皮，放入榨汁机中榨出汁。接着将榨出的汁液放入炖锅中，加入适量清水，放入一只雪梨，再加入适量冰糖，隔水将雪梨蒸熟即可食用。食用方法为喝汤吃梨，一日 1 剂。

贴心小故事

那天，隔壁小刘带着她 4 岁的女儿瑶瑶来到我的诊所。见到我后，小刘便对我说："刘医生，你给瑶瑶检查一下吧！前段时间她老是咳嗽、打喷嚏，而且还出现了全身发热的症状，我以为她这是患上了感冒了，于是就给她吃了一些退烧药。不想吃完退烧药后，烧是退下来了，可是瑶瑶却咳得越来越厉害了。一天要咳个二三十次，最严重的是她在咳嗽的时候还会带着一种像鸡打鸣一样的回声。这到底是什么病啊？"

听完小刘的介绍，我看了看面前的瑶瑶。此时的她还在不断地咳嗽，虽然她表现出来的症状特别像感冒，可是我却可以断定她患上的并非感冒，而是百日咳。于是我对小刘说："瑶瑶并没有感冒，她是患上百日咳了。患有小儿百日咳的患儿所表现出来的症状与感冒症状特别相似，因此人们通过会将两类疾病的症状混为一谈，然而这两类疾病的治疗方式却是完全不一样的，感冒药根本就没有办法治好百日咳。"

"刘医生，那您有没有什么法子可以治疗这百日咳啊？"小刘向我提问道。

我告诉小刘："你可以试试'甘蔗荸荠饮'，此方属于小儿百日咳治疗偏方，

具体表现

患儿老是出现痉挛性咳嗽，而且此种咳嗽是接连不断的；患儿咳嗽时将伴有深长的像鸡打鸣般的回声。

对于小儿百日咳这一疾病的治疗具有较好的疗效。甘蔗具有利大肠、益脾气及祛心烦之功效，可用于呕吐、反胃等疾病的治疗；荸荠具有祛热生津及凉血解毒之功效；而雪梨则可以起到祛热、消痰及镇咳的效果，可用于慢性气管炎及上呼吸道感染等疾病的治疗。三者合用，可以起到消热生津止渴的功效，对于小儿百日咳这一疾病的治疗具有较好的疗效。

小刘听完我的介绍后，非常高兴，同时表示回家后就会给瑶瑶做甘蔗荸荠饮。15天后，我接到了小刘打来的电话，她告诉我服用甘蔗荸荠饮一个礼拜后，瑶瑶咳嗽的症状有了明显缓解；随后又让她服用了 5 天，如今瑶瑶再也没有出现过咳嗽的症状了，她所患的百日咳也已经彻底痊愈了。最后我提醒小刘在日常生活中必须要注意瑶瑶的饮食及生活健康，如此瑶瑶才能够健康快乐地成长。

注意 甘蔗忌鱼和笋，故服用此方时，患儿不能同时食用鱼与笋。

韭菜根泥，治疗"龋齿"的良药

小偏方

韭菜根 9 个，川椒 18 粒，香油适量。首先将韭菜根及川椒捣碎，再将香油倒入，搅拌均匀，使其成泥状；随后再将韭菜泥敷在龋齿侧面即可。连续使用数次，因龋齿所导致的牙痛症状即可消除。

贴心小故事

小宝是我家隔壁李大娘家的孙子，那天我正在公园里散步，刚好碰到小宝妈带着小宝也在公园里散步。小宝一见到我，就张开嘴给我看，还跟我说他的牙牙里面长了虫子，虫子老是在吃他的牙齿，他觉得好疼的。

具体表现

牙齿上出现不同程度的牙洞，当患儿接触到冷水、冷气，抑或是酸冷食物时，龋齿处便会出现钻心的疼痛。

185

当小宝张开嘴时，我仔细观察了他的牙齿。我看到小宝左边门牙旁边的第三颗牙齿上有一个绿豆大小的牙洞，牙洞部位已经不再是正常牙齿的颜色，呈黄褐色。当我正观察小宝牙齿时，小宝妈告诉我，平常小宝都不会说牙疼的，只有他在吃冰淇淋及比较冷的食物时才会说疼。从小宝牙齿所表现出来的症状，以及小宝妈所提供的线索，我意识到小宝是患上龋齿了。于是我对小宝妈说道："小宝妈，孩子偶尔说牙疼，你怎么没带孩子去检查一下呢？你家小宝现在已经患上龋齿了。虽说牙疼在平常人眼中看来根本就称不上什么大病。但是牙齿要是真的疼起来，这滋味可是特别不好受的啊，何况小宝还只是这么小的孩子。"

小宝妈听到我这样说，脸上露出了一丝尴尬的神情，随后，小宝妈便问我道："刘医生，那你有什么法子可以治疗小宝的龋齿疼痛啊？"

我告诉小宝妈："对于龋齿疼痛这一症状，我这里确实有一个小偏方，你可以将韭菜根和川椒捣碎后，加入适量香油，敷于小宝龋齿的牙洞之上即可，此方对于龋齿疼痛有较好的疗效。韭菜根具有消炎止血及镇痛的效果，可用于盗汗、阳痿、腹痛、吐血等疾病的治疗；而川椒则可以起到杀虫解毒、温中祛寒及解湿镇痛的效果，可用于牙齿疼痛及呕吐等疾病的治疗。二者合用对于因龋齿所导致的疾病具有较好的疗效。"

10天之后，我在小区里再次碰到了小宝及小宝妈。小宝妈告诉我自从敷了韭菜根泥后，小宝再也没有说过牙齿里有虫虫在吃他牙齿的话了，当然也没有再叫过牙齿疼了。虽然小宝的龋齿不再疼痛了，不过我还是向小宝妈提了条建议，让她带小宝去牙科将龋齿导致的牙洞补上，这样小宝以后也不会因为那小小的牙洞而烦恼。

注意 此方为龋齿部位外敷用药，不宜食用。

海带+黄豆，有效防治"性早熟"

小偏方

黄豆72克，海带与胡萝卜各90克。盐、姜片、植物油各适量。首先将黄豆、海带泡开后清洗干净，随后将海带切成片，胡萝卜清洗干净后剥皮，切成小块，接着热锅冷油，爆香姜片，随后把胡萝卜放到炒锅中慢慢翻炒，接着再放入海带及黄豆，加入适量清水，先以大火烧开；接着再用小火慢慢熬汤，待汤熟时放入盐等调味料调味即可。

贴心小故事

霞霞今年八岁了，身处这个年龄阶段的孩子本该是天真浪漫、无忧无虑的。然而最近发生的一件事情却让霞霞特别害怕。当然，霞霞的父母也为此伤透了脑筋。那天，霞霞在妈妈的陪同下，来到了我的诊所。走进我的办公室后，霞霞妈用特别小的声音对我说："刘医生，你给霞霞看看吧！这孩子也不知道怎么搞的，昨天下面竟然流了点血，可是今天又没了。前些天我给她洗内裤的时候就发现上面好像有一些像白带一样的东西。霞霞该不会是性早熟了吧！"

具体表现

女孩子表现为乳房开始发育，身高快速增长，阴毛逐步发育；通常情况下，初潮于乳房发育 2 年后到来；男孩子表现为睾丸及阴茎开始增大，身高快速增长，阴毛逐步增长；通常情况下，变声及遗精于睾丸开始发育 2 年后出现。

听完霞霞妈的介绍后，我给霞霞做了个仔细的检查，检查之后，我发现霞霞乳房已经开始发育了，而且其阴毛也开始增长了，再加上霞霞妈所说的阴道流血及白带等症状，我断定霞霞是真的性早熟了。于是，我对霞霞妈说道："您的孩子确实属于性早熟。日常生活中，您是不是给她吃过特别补的东西？"

"之前我希望霞霞可以发育得更好一些，所以我经常会给她吃当归；平时，霞霞也非常喜欢吃乳酸类饮料。"霞霞妈回答道。

"当归属于特别补的药，霞霞这么小，根本就不适合吃当归的；而乳酸类饮料也并不营养，里面或多或少都含有一些促进性增长的成分。霞霞之所以性早熟，就是由于你们家长不注意造成的啊！"我无奈地说道。

"刘医生，我知道错了，你想办法帮帮霞霞吧！我不想因为我的错误而影响到她今后的人生。"霞霞妈着急地说道。

我告诉霞霞妈："现在霞霞还比较小，使用手术及激光治疗的方法肯定是不适宜的。这样吧，我这里有个偏方，叫'海带黄豆汤'，你回去后给霞霞弄着吃吃看，应该可以治疗霞霞所患的性早熟这一疾病。此方中黄豆可以起到消水解肿、润脾利气及清热解毒的效果，属于食疗珍品；与此同时，黄豆还含有大量氨基酸及各种维生素等人体必需的营养元素，有利于人类的生长发育；而海带则具有大量甘露醇，此成分可起到利尿消肿之功效，对于老年性水肿等疾病具有较好的疗效。况且海带还具有降压，降脂，增加免疫力，降糖，利尿消肿，延缓衰老之功效。二者合用对于性早熟具有较好的疗效。"

听完我的介绍之后，霞霞妈特别高兴，她还表示自己一定会尽快给霞霞做海带黄豆汤喝的。时间不知不觉过去了一个月，一天霞霞妈给我打来电话，她告诉我，自从喝了海带黄豆汤后，霞霞再也没有出现过流白带及阴道流血的症状了，同时霞霞也恢复了往日的活泼。我最后还向霞霞妈提出了建议：以后再也不要随便给霞霞吃特别补的东西了。

注意 海带中碘元素丰富，故患有甲亢的患儿不宜服用海带黄豆汤。

小儿沙眼，"猪肝枸杞"有办法

小偏方

猪肝 120 克，枸杞 60 克。首先把猪肝清洗干净后切成薄片，枸杞清洗干净；随后将两种原料一块放入砂锅中，放入适量清水；先以大火烧开，待汤开后改以小火熬汤，熬半个小时即可。食用方法为吃肝喝汤。一周 2 次，连续服用 1 个月。

贴心小故事

那天，我正在诊所里为病人看诊，一个妇女带着一个小孩子来到了我的诊所。孩子告诉我，他叫点点，今年 6 岁了，这次跟妈妈一起到诊所里是给自己看眼睛的。随后，

具体表现

眼睑红肿，眼结膜出现充血症状，患者老是觉得眼睛里进去了一些不明物体。

点点妈对我说："医生，您给孩子看看吧！最近他老是跟我说眼睛里面有东西，特别痒。"

我仔细检查了点点的眼睛，发现其眼睑红肿，眼结膜也充血了，再加之他妈妈所说的眼睛里有异物感，我判断点点是患上沙眼了。随后我对点点妈说："所有的这些症状都表明您的孩子是患上沙眼了，应该及时予以治疗，否则此病将给点点带来许多痛苦。"

"那大夫您给孩子开些药吧！"点点妈说道。

听到点点妈要我给点点开药，我便对点点妈说："点点现在还比较小，吃药会对其健康造成一定的影响，为了点点可以更好的成长，我还是建议您采用食疗的方法治疗点点所患的小儿沙眼这一疾病。您可以给他弄点猪肝枸杞汤吃吃，此方可以起到补肝肾及补血明目之功效，可用于小儿沙眼这一疾病的治疗。猪肝具有养肝明目之功效，它含有大量的维生素 A，有利于孩子的健康成长，可以保护眼睛，增强视力，同时还可以预防眼睛干涩及疲劳等症状的出现。《随息居饮食谱》如是说'猪肝明目，治诸血病，余病均忌，平人勿食。'而枸杞则可以起到消热、祛毒及明目的效果。二者合用，对于小儿沙眼这一疾病的治疗具有较好的疗效。"

听完我的介绍后，点点妈眉间展露出一丝笑容，她对我说："刘医生，真是太谢谢你了。如果可以不用吃药就可以治好点点的病，那真是太好了。"临走之时，点点妈向我保证，回家后一定会给点点做猪肝枸杞汤喝。

一个月后的一天，我正在办公室里聚精会神地写着我的医学论文，点点妈带着点点走了进来。点点妈跟我说，她这次来是想感谢我的，自从服用了猪肝枸杞汤后，点点再也没说过眼睛里有东西的话了。我再看了看眼前的点点，此时的他，也没有了眼睑红肿及眼结膜充血的症状了，这也就说明点点所患的小儿沙眼这一疾病已经彻底好了。看着眼前的点点，我不禁对那些神奇的小偏方充满了敬佩之情。

注意 猪肝忌维生素 C，因此患儿在食用本方时不能同时食用豆芽、山楂等维生素 C 含量特别高的食物。

小儿过敏性紫癜，别忘记快找"花生衣"

小偏方

取红枣50克清洗干净，放入砂锅中；随后加入50克花生衣及适量清水，文火煎汤，煎成汁即可。食用方法为一日2次，一日1剂。

贴心小故事

那天我从诊所下班后，刚走进小区，便碰到了邻居家刚满8岁的虎子。虎子见到我后，一把拉住我，卷起裤腿就对我说："刘阿姨，你给我看看吧。这些紫色的斑点是什么啊？怎么会跟其他地方的皮肤不一样呢？"

具体表现

患儿身体各处出现瘀点及瘀斑；用手按压时，瘀点及瘀斑也不会褪色；腹痛，关节疼痛。

虎子说完，我立马看了看他的腿。我发现虎子腿上有许多瘀点，而且其踝关节还有一些肿痛的情况。于是我对虎子说："虎子，阿姨跟你一起去你家吧，我有点事情想跟你妈妈说说。"

我牵着虎子来到了他家，见到虎子妈后，便对她说道："虎子妈，你难道没有见到虎子腿上所长的瘀斑吗？"

虎子妈有点惊讶于我的到来，不过她立刻回过神来，答道："原来是刘医生啊，最近我工作特别忙，虎子又老是喜欢出去玩，我都没来得及管他。虎子腿上有瘀斑？他是不是患上了什么病啊？刘医生，你给帮忙想想办法，给虎子治治吧。"

我告诉虎子妈："虎子患上了过敏性紫癜了，其腿部瘀斑便是最明显的症状。如果不及时治疗，那么病情将越来越严重，虎子也会受到更多的痛苦。这样吧，你这些天给虎子用红枣和花生衣煎汁给他吃，一天吃2次，连续服用一段时间，虎子所患的过敏性紫癜应该就可以痊愈了。"

"吃红枣和花生衣煎的汁就可以治虎子的病？不用吃药吗？"虎子妈继续

问道。

我解释道："小儿过敏性紫癜是血热妄行疾病，患儿皮肤上会出现不同程度的瘀青及斑点，同时患儿还会出现全身发热，苔黄等症状。此方中花生衣含有大量营养成分，可以起到止血、消瘀及祛肿之功效，可用于儿童过敏性紫癜肾炎、慢性气管炎、冻疮等疾病的治疗；而红枣则可以起到益气养血，补血安神及养生保健的效果。二者合用，对于小儿过敏性紫癜具有较好的疗效。"

听完我的介绍，虎子妈当即表示自己这就给虎子弄花生衣红枣汁喝。一个礼拜之后，我在小区里再次遇上了虎子。此刻的虎子，异常活泼。见到我后，他立马卷起了自己的裤腿，嘴巴里说着："刘阿姨，你看，我腿上的小斑点都不见了。"之后，我从虎子妈那得知，那天我走后她就给虎子煎了花生衣红枣汁，接连吃了5天，慢慢地虎子身上的瘀斑也就没有了，她还说真的很感谢我，正因为有了那个偏方，虎子的病才能够这么快痊愈。

注意　花生衣具有止血凝血之功效，故患有血脉瘀滞及跌打瘀肿的朋友不宜食用本方。

小儿疝气，用"牡蛎粉"擦一擦

小偏方

取牡蛎粉适量，加入适量清水调成糊状，均匀涂于患儿阴囊上。一日1次，涂好为止。

具体表现

患儿剧烈运动及便秘时，其腹股沟位置便将出现一突起肿块；当患儿平躺，抑或有外力按压肿块时，肿块会自行消失。如果疝块出现嵌顿，患儿便会出现恶心、发烧、烦躁不安及持续不断哭闹等症状。

贴心 小故事

鑫鑫才 9 个月大，他是我朋友老李的孙子。那天老李给我打来电话，说让我在诊所里等他一下，他想带鑫鑫过来给我看看。上午十点钟，老李带着鑫鑫来到了我的诊所。到诊所之后，老李对我说："老刘，你快给看看，鑫鑫这阴囊怎么会比同龄的宝宝要大呢？好像里面有个肿块。"

听了老李的话，我接过老李手中的鑫鑫。当我抱着鑫鑫时，他好像认人一样，使劲地挣扎。随后我看了看他的阴囊，发现它确实比较大，可是我用手按过去时，阴囊里的肿块又不见了。于是我意识到鑫鑫是患上了小儿疝气这一疾病了，随后我对老李说："老李，鑫鑫这是患上了小儿疝气了啊。发病初期，小儿疝气患儿跟其他普通小朋友没有什么不同，同时当其哭闹或挣扎时，其腹股沟处就会出现肿块；当外力按压时，肿块便会消失；此病必须及早治疗，否则等病情加重后，患儿就会出现恶心、发烧、哭闹等不良反应；一旦肿块出现嵌顿，且时间比较长，那么患儿皮肤就会出现红肿，如果患者肠管长期无法回纳，将导致肠管缺血坏死等严重疾病的出现。当然十个月大的患儿所患疝气一般可自行好转，不过为了减轻患儿痛苦的，促进小儿疝气这一疾病的痊愈，你可以用适量牡蛎粉为鑫鑫涂阴囊，牡蛎粉对于小儿疝气这一疾病的治疗具有较好的疗效。"

"光用牡蛎粉就可以了吗？不用吃药？"老李显然有些不相信我所说的偏方。

我解释道："鑫鑫还太小，吃药对于鑫鑫的身体健康将造成一定的负面影响。牡蛎粉具有软坚散结之功效，可用于因肿块所导致的疾病的治疗；与此同时，牡蛎粉还具有滋阴潜阳及固涩之功效。《本草纲目》说其可'化痰软坚，清热除湿，止心脾气痛，痢下，赤白浊，消癥瘕积块，瘿疾结核。'其具有的化痰，软坚及敛阴之功效证明其可以用于小儿疝气这一疾病的治疗。"

听了我的解释后，老李心悦诚服地点点头。临走时，老李跟我表示，他这就让儿媳妇给鑫鑫弄牡蛎粉涂阴囊去。三天后，我接到了老李打来的电话，他告诉我鑫鑫阴囊里的肿块已经没有了，同时还向我表示了感谢。最后，我还告诉老李，以后尽量不要给鑫鑫穿太紧的衣服，这样就可以减轻鑫鑫腹部承受的压力，减少患病几率。

注意 牡蛎粉生性微寒，故身体虚寒者不宜使用本方。

鸡内金+生黄芪+益智仁+白术，妙治小儿流涎

小偏方

鸡内金 10 克，生黄芪 10 克，白术 8 克，益智仁 8 克。将四味药材一同放入砂锅中加水熬煮，熬大概 30 分钟；随后在药汁中加入适量白糖调味即可。食用方法为一日 3 次，一日 1 剂。

具体表现

2 岁以上的宝宝老是出现流口水的症状。

贴心小故事

静静已经 3 岁了，可是跟同龄小朋友不同的是：她老是流口水。为了不弄脏衣物，静静妈只得每天都给她系个围兜。那天，静静妈带着静静来到了我的诊所。进入诊所说，静静妈便对我说："刘医生，你给看看，静静是不是患上啥病了啊，老是流口水。刚刚我带她去医院检查了一下，那里的医生说没有什么异样，可是我还是十分担心，所以就带她到您这儿来了。"

我看了看正在流口水的静静后对静静妈说："通常两岁之前的孩子流口水是正常现象，这主要是因为两岁之前的孩子口腔容积特别小，可是其唾液分泌量却比较大，再加上宝宝长牙时对于牙龈的刺激，因此他们老是会流口水。然而由于生长发育，宝宝流口水这一现象大多会在一岁时慢慢消失。假如两岁以后的宝宝仍然出现老是流口水的症状，这便属于异常现象。既然静静检查时没有任何异常，那便不属于病理性流涎的范畴，而属于生理性流涎范畴。对于此病的治疗，你可以选择用鸡内金、生黄芪、白术及益智仁四味原料煎汁给静静试试看，应该可以缓解静静所患的流涎这一疾病。"

"刘医生，此方为什么可以治疗小儿流涎？其原理是什么呢？"静静妈向我提出了疑问。

我告诉静静妈："鸡内金味甘，性寒，可起到消食健胃之功效，有利于胃液的分泌，胃酸度及消化能力的增加；生黄芪可以起到固表，养中补气及

利水消肿的效果；益智仁可以起到温补固摄及温脾开胃的作用，可用于呕吐，口多唾涎，尿频及多唾液等疾病的治疗；白术具有补中益气，化痰及提高食欲等功效，《药性论》说其'主大风顽痹，多年气痢，心腹胀痛，破消宿食，开胃，去痰涎，除寒热，止下泄，主面光悦，驻颜去皯，治水肿胀满，止呕逆，腹内冷痛，吐泻不住，及胃气虚冷痢。'四者合用，可用于小儿流涎这一症状的治疗。"

听完我的介绍，静静妈当即表示自己回去后就会让静静试试这个偏方。一个月之后，静静妈再次来到我的诊所，这次她是来给静静买龙牡壮骨颗粒的。买药时，静静妈告诉我，自从服用了我上次跟她说的那个偏方之后，静静再也没有流过口水，胸前也不再总是有湿哒哒的一块了，同时她还表达了对于中国传统小偏方的膜拜之情。

注意　鸡内金忌柿子、茶叶及咖啡，故服用本方时，患者不得同时食用柿子等与鸡内金相克的食物。

"小儿水痘"不用怕，蛋黄冰片帮忙调

小偏方

熟蛋黄 5 个，冰片 5 克。首先将熟鸡蛋黄辗碎，然后将其放在炒锅中以文火煎炒，炒至蛋黄出油时，去除蛋黄渣，将油取出来；随后将冰片放入蛋黄油中拌匀，再将二者之混合物均匀涂抹于患处即可。

具体表现

小儿水痘初期，患儿身上会出现一些小红点；之后在几个钟头之内，患儿身上的红点便会形成小小的水疱；脸上及躯干部位是水痘最早出现的地方，随后患儿身体其他部位也会出现水痘，偶有高烧症状出现。

那天晚上，我正在家里看电视，隔壁小王给我打来电话，说昨天他们家女儿嘉嘉发烧了，如今烧退了，可是身上却莫名奇妙地出现了许多小红点，好像是长水痘了。不过他们也拿不准，所以希望我可以去他们家看看。

几分钟后，我到了小王家，此时嘉嘉肚皮上已经发出了几个亮晶晶的水疱了。小王特别着急，问我道："刘医生，这可如何是好啊，还真的是水痘啊！看着嘉嘉那痛苦的样子，我心里真的很难受！您快给想想办法吧！"

待小王说完，我走到嘉嘉身旁，将其头发拨了开来，发现其头皮上也长上了多颗水疱，于是我意识到嘉嘉确实是患上了小儿水痘。随后我对小王说："你先别担心，小儿水痘之所以出现是因为带状疱疹病毒初次感染而急性传染。此病多发于婴幼儿时期，该病最主要的是疏风清热，解毒消湿。为了让嘉嘉顺利地生出水痘，也为了让她在生水痘的时候更舒服些，你们可以试试用蛋黄油加适量冰片为其涂抹水痘处。此方中蛋黄具有清热润肤，收敛生肌及保护疮面之功效；而冰片则具有散热镇痛之功效；二者结合在一起，可以缓解宝宝由于生水痘所带来的疼痛及燥热感，有利于宝宝顺利度过水痘期。"

小王听完我的介绍之后，特别高兴，随后她便走向厨房，给嘉嘉弄蛋黄油调冰片去了。临走之时，我告诉小王，在出水痘期间为了避免嘉嘉出现大便干燥的症状，她应该多让嘉嘉喝水，同时还应该多弄些新鲜的水果及蔬菜给嘉嘉吃。

一个月后，我在小区里碰到了下班回家的小王。她告诉我，嘉嘉的水痘已经发完了。多亏了我跟她说的那个小偏方，嘉嘉出水痘的时候根本就没有觉得燥热，也没有觉得发水痘的地方特别痛。听到嘉嘉已经痊愈的好消息，我特别高兴。

注意 此方为外用擦剂，不宜口服。

美味冬瓜汤，远离小儿肥胖

小偏方

冬瓜450克，陈皮、姜及葱适量。首先将冬瓜洗净干净后切成小块，放入砂锅中，随后放入陈皮、姜、葱及适量食盐，再加入适量清水，以文火熬汤，待冬瓜熟烂时，放入适量鸡精调味即可食用。

具体表现

患儿体态肥胖，脂肪分布比较均匀；面部、肩膀、乳房及肚子脂肪特别多；某些患儿肚子上还将出现白色，抑或紫色条纹。

贴心小故事

亮亮是我远房表姐的外孙，那天表姐给我打电话让我在诊所里等她一会，说她想带亮亮过来给我瞧瞧。中午时分，表姐带着亮亮来到了我的诊所。这是我头一次见亮亮，当我见到他时，我着实吃了一惊。站着我面前的是一个外形肥胖的小男孩，相对于其他同龄的小朋友而言，他体型较胖；不过和那些病理性肥胖的小朋友相比，其脂肪又分布得特别均匀，与此同时，其面部、肩膀、乳房及肚子上聚积的脂肪也特别多。最后，我掀开了亮亮的衣服，发现他肚子上竟然还有白色的条纹。见我观察得如此仔细，表姐便问道："表妹，看出啥了没？亮亮这是咋了啊？怎么会长得这么胖呢？"

我回答表姐道："亮亮这是患上了小儿肥胖症了啊，导致这一疾病出现的原因比较多，如今最主要的因素便是营养过度及缺乏活动造成。小儿肥胖症虽不会对患儿的身体带来特别大的损害，但这一疾病的出现还是会引发某些并发症的，因此小儿肥胖症患儿及家人均应该对此引起高度重视。

听完我的介绍，表姐脸上露出了一丝担忧的神色。随后，她又继续问道："表妹，那你给想想办法，我应该怎样做呢？"

我告诉表姐："对于此病的治疗，我们可以选择食疗的方式。冬瓜汤便是一种特别好的食疗方法。它可用于小儿肥胖症这一疾病的治疗。冬瓜具有消热利湿、化痰排脓及利水祛肿之功效，与此同时，其减肥清身效果也特别好；冬瓜籽可以起到利湿的效果，冬瓜皮则可以起到利水之功效，所以将冬瓜皮与冬瓜籽连同冬瓜一起熬煮有利于增强减肥效果。此方中陈皮可以起到健脾祛燥之功效；而葱和姜则可以起到通阳利水的效果。几者合用，对于减肥轻身及增加活力特别有利，可以用来治疗小儿肥胖这一疾病。"

待我说完后，表姐脸上立马露出了一丝高兴的神色，同时她还表示自己回去后就会给亮亮熬冬瓜汤喝。一个月后，姨妈（远房表姐的妈妈）九十大寿，席间我再次看到了表姐的外孙亮亮，此刻的亮亮已经不再如一个月之前那样肥胖了，其外形跟同龄小孩子已经差不多了。表姐看见我后告诉我，自从喝了冬瓜汤后，亮亮的体形就一天一个样，这不，刚好一个月的时间，亮亮的体重已经跟标准体重差不多了。最后，我给表姐提了一个建议：不要给太多太过营养的东西让亮亮吃，以免造成营养过剩，最终导致小儿肥胖症的再次出现。

注意 冬瓜生性寒凉，故久病未愈及四肢虚冷的朋友不宜服用。

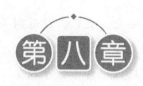

急症、外伤不用愁，
小偏方迅速来帮你

晕车了，用生姜马上见效

小偏方

将生姜切片含在口中，或者将生姜片贴在肚脐上。

贴心小故事

有一次，我出去旅游，刚坐上大巴，就听到旁边的一位女士问导游小姐要塑胶袋，原来她容易晕车，怕半路吐在车里，所以准备个袋子以备不时之需。

我看到这种情形，忙跟导游问："咱们路上有没有菜市场或者超市，进去买一些生姜，拿水果刀切成片，给车上晕车的顾客用，就能够避免麻烦。"

导游惊讶地说："旁边就是菜市场，我现在就去买。但是生姜也能治疗晕车吗？"

我笑了笑说："你们知道为什么有些人会晕车吗？因为我们耳朵里有前庭和半规管，这两个器官有平衡身体的作用。有些人的前庭和半规管非常敏感，所以当车行驶过程中稍有颠簸或摆动时，前庭和半规管的平衡作用遭到刺激，他们就会向大脑神经报告，从而引发恶心、头晕等一系列晕车反应。而有些人的前庭和半规管不太敏感，只要颠簸摆动等幅度不大，就不会向大脑神经发出报告，人体也就不会产生晕车反应。"

"您说的真专业，那生姜怎么就能治疗晕车呢？"旁边的旅客感兴趣地问我。

"其实这晕车啊，古时候的人更严重，你想，马车可比汽车颠簸多了。古人发现含着生姜就能够治疗这种不舒适的症状。根据这个，西方一些科研机构也做过实验，将生姜粉给容易晕车的人吃，然后坐车，结果对晕车导致的头痛、眩晕、恶心、呕吐等症状治疗有效率达90%，而且药效长达4小时。

这就说明，生姜中含有的某种物质可以某种程度上麻痹前庭和半规管，大大降低其敏感度，这样也就不会晕车了。"我向车里的人解释道。

"是啊，我也听奶奶说过，晕车的话把生姜片贴在肚脐上就能够缓解不舒服的症状，当时觉得奶奶说的这个方子没什么科学依据就没试过。"车上一个年轻的姑娘说。

我一边催导游快去买生姜，一边说："生姜片贴在肚脐上，效果也非常好。生姜的渗透力很强，这是利用了特殊穴位，将生姜防治晕车的物质通过穴位渗透，气血运行，作用到大脑，从而影响人体的反应。如果晕车特别严重的，口中含一片生姜，肚脐上贴一片生姜，晕车就能够得到治疗了。"

导游买生姜回来后，大家纷纷索要，有的含在口中，有的贴在肚脐上，一路上果然没有晕车的情况发生。

注意 生姜有较强的刺激性，皮肤容易过敏的人，不适用生姜片贴肚脐这种防治晕车的偏方。

磕碰伤，韭菜外敷有妙招

小偏方

取新鲜韭菜适量，剁碎，不要去掉汁液，然后用面粉和水搅匀，敷在患处，用纱布固定，一日1次，连用5天。不用其他药物，注意休息，休息期间可适当活动患肢。

贴心小故事

童志强是我家隔壁童大爷的儿子，一直在外当兵，这两天回家探亲。我们两家关系一直不错，这天，我到隔壁家去串门。

看见志强正在剁韭菜，而童大爷则一脸痛苦的样子坐在沙发上，我仔细

具体表现

磕碰伤导致的局部肿胀，疼痛，皮下瘀血，患处活动受限。

一看，童大爷左脚的膝盖处一片红肿，我忙问怎么回事。原来童大爷早上出门溜达的时候不小心绊倒了，伤到了膝盖。

"志强说用韭菜给我外敷，就能治好我这磕碰伤，我倒是挺怀疑，他却说他在军队的时候，很多士兵磕碰伤都会用韭菜外敷的法子来治疗伤口。"童大爷指指厨房，对我说道。

我这才明白志强剁韭菜的原因。我走进他家厨房，看到志强正用面粉和水在调和剁碎的韭菜，看到我，不好意思地笑道："我在军队的时候，每当士兵们有磕伤碰伤的情况，用韭菜外敷就能治好，效果很明显。"

我也笑道："没错，韭菜外敷的确能治疗磕碰伤。"

得到我的认可，志强更高兴了，他一边给童大爷的患处敷上韭菜，一边用纱布固定，说道："你也这样认为！我还以为你们学医的只是推崇药物呢。"

"不会呀，有天然安全有效的方法为什么要用药物呢。在中医中，韭菜入肝经血分，有助阳暖下的功效，而且行散之功了得，尤其是韭菜的汁液，化瘀散血的作用最有效。李时珍曾经盛赞过韭菜的功效，曰其'韭叶热根温，功用相同。生则辛而散血，热则甘而补中，入足厥阴经，乃肝之菜也。'除此之外，很多医学古书中都记载韭菜的根叶有活血散瘀、补血活血、舒肝通络的作用，对皮肤的损伤很有效果。"我补充道。

"还真有这么回事呀！"童大爷在一旁赞叹道。

过了5天，我想起了童大爷的伤势，准备去看看。一进他家门，就看见童大爷在客厅走来走去，活动筋骨。

我笑道："童大爷，伤势好得这么快？"

"是呀，志强给我连敷了5天，嘿，别说，韭菜外敷效果真的不错。第一天敷完后，就感觉膝盖处凉爽舒适，接连几天，疼痛感都减轻了不少，你看我现在，活动自如了，再休养休养，就能好啦！"童大爷爽朗地笑出了声。

注意 韭菜外敷对踝关节扭挫伤、膝关节内外侧聚韧带损伤、膝关节炎等均有很好的治疗效果，取材简单，并且对皮肤无刺激。如果磕碰伤处有明显的伤口，则应该先清洗伤口，消炎后方可使用。

烧伤，就找"蒲公英和蛋黄油"

小偏方

取新鲜蒲公英 50 克，捣烂后用纱布包裹，放入沸水中浸泡 20 分钟，等到水温降到 50 摄氏度左右时，用纱布包裹药渣清洗患处 10 分钟，然后用生理盐水冲洗创面；取新鲜鸡蛋数个，滤出蛋白，用小铁勺压碎蛋黄，放入锅中开火煎，等到蛋黄逐渐变黑发出"吱吱"声音有油出现的时候，用小铁勺压住，取出蛋黄油，去掉焦渣，放入一小瓶中冷却后涂抹在烧伤处即可。

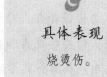

具体表现

烧烫伤。

贴心小故事

冬天，小孩子就爱热闹，加上天气寒冷，在农家，小孩们喜欢在火堆处烤个红薯，或者土豆什么的来吃，解馋又暖身体。但是也有隐患存在，这不，我表哥的孩子就因为在烤红薯的时候，和小孩打闹，右手掌没注意插到了火堆中，幸好只是有余温的炭灰处，温度不是很高，但也烧伤了，整只手掌通红，小孩大哭不止。

表哥心急如焚，问我应该怎么做。我也挺着急，告诉他用蒲公英捣烂清洗患处，表哥更急了："现在大冬天的，到哪里找新鲜蒲公英呀。"我一愣，才忘了这档子事，于是说，"你先让小孩的这只手掌在自来水中不断冲洗，你赶紧叫嫂子去做蛋黄油，就是用蛋黄煎出油，晾凉后涂抹在患处，效果很好的，连续涂抹几天就可以了。"表哥急匆匆地挂了电话。

晚上，我打电话过去询问，表哥说用了蛋黄油涂抹手掌后，小孩情绪稳定了不少，现在睡下了。表哥于是问我，蛋黄油怎么有这种作用呢？

"蛋黄油可是治疗轻度烫伤的良药，可谓是家庭自制的必备药。蛋黄油中含有丰富的维生素 A、维生素 D 以及卵磷脂等，这些营养成分对人体皮肤的再生和代谢有重要作用，对烫伤、烧伤效果显著，在患处涂上晾凉的蛋黄油，还能减轻疼痛，防止患处起疱，缓解烫伤痕迹，促进伤口愈合。"我对表哥解释道。

"原来如此，看来家里还真是有必要准备蛋黄油。对了，你上午在电话里跟我说蒲公英怎么回事，也能治疗烫伤吗？"表哥继续发问。

"是的。对轻度烧伤，用新鲜蒲公英捣烂包裹放入沸水中浸泡20分钟，然后用纱布包裹药渣清洗患处10分钟，最后用生理盐水冲洗，每天进行一两次，几天后，烧伤就能减轻很多了。因为蒲公英中的蒲公英赛醇、蒲公英素、蒲公英苦素等成分，对很多细菌，如金黄色葡萄球菌、溶血性链球菌等有杀灭作用，对某些病毒和致病菌也有抑制作用，用生理盐水冲洗能起到清热解毒的作用。在蒲公英盛放的季节，用这种方法治疗烫伤也是很好的。"我说道。

"原来是这样，真不错，跟你学了两招，表妹。"表哥在电话里开心地说道。

表哥儿子继续用蛋黄油涂抹了五六天后，烧伤就完全好了。

注意 这两种方法对轻度烧伤有效，如果烧伤严重，建议立即就医。

冰水加浓糖浆，治好小烫伤

小偏方

将烫伤部位浸泡到冰水中半小时，然后取50克白糖加适量冰水调成浓糖浆，将浓糖浆敷在烫伤处，用纱布包裹固定，每隔几小时更换一次。

具体表现

烫伤，烧伤。

贴心小故事

周末，我带着女儿芳芳去她同学豆豆家做客。两个小朋友玩得很是开心，豆豆奶奶在厨房做饭，我则和豆豆妈妈聊起了育儿经。

这时，突然听到一声大哭，我和豆豆妈一惊，连忙跑向声源处。原来是豆豆被烫伤了，当时奶奶正准备把汤倒入汤盆中，这个时候豆豆和芳芳捉迷藏来到了厨房，不小心撞到了奶奶的胳膊肘，一锅的热汤就浇在了豆豆的胳膊上。

我心里很是自责，瞪了芳芳一眼。豆豆妈妈心里焦急，但还是安慰我说："孩子嘛，磕磕碰碰难免，再说，是豆豆自己不小心，不怪芳芳。哎呀，家里还没有烫伤膏，我下去买。"

我正要说话，芳芳说道："阿姨，我以前也烫伤过，妈妈先用冰水洗患处半小时，然后用浓糖浆敷在患处就可以了。"豆豆妈妈一听，愣住了。

我连忙说道："是的，你赶紧端一盆冰水来"。说完，只见豆豆妈妈从冰箱倒出了几瓶矿泉水，我于是牵着豆豆的胳膊，仔细一看，还好，烫伤的面积比较小，于是我拉着豆豆的胳膊让其完全浸泡在冰水里，过了几分钟，豆豆的哭声逐渐小了。

泡了半小时，我从豆豆奶奶那取了约50克白糖，调入30毫升的冰水，调成浓糖浆，然后敷在豆豆的胳膊处，最后用纱布固定。

豆豆妈觉得很是神奇，她不相信就这样能够治疗烫伤，她向我请教其中的原理，我说："皮肤烫伤后，第一件要做的事情就是用冰水浸泡半小时，如果一时没有冰水，也需要用自来水不断冲洗，这样做可以带走局部的热量，起到冷却和散热的作用，另外，在低温下，皮肤的感受器会变得麻木，被烫伤引起的疼痛也能减轻很多。接下来的工作就是要防止伤口感染并促进伤口愈合，浓糖浆因为含有大量糖分，可以为伤口组织提供充足的营养，促进伤口的愈合，而且由于糖浆的高浓度，细菌只要一沾上，很快就会脱水而亡。"

"是的，我以前也被开水烫伤过，妈妈就是用这个方法帮我治好的，只要四五天的时间就会完全好。"芳芳也在一旁说道，我听后，对着女儿赞许地点点头。

"原来如此，看来，学一些医学常识很有帮助，你看，芳芳都懂得不少呢"。豆豆妈笑到。

离开豆豆家前，我嘱咐豆豆妈，在豆豆临睡前，再用糖浆敷一次。白天可以隔几个小时就敷一次。

果然，过了4天，我打电话给豆豆妈，询问豆豆的情况，电话里豆豆妈的声音听起来很高兴，说用了我那法子后，豆豆的烫伤好得差不多了。

注意 很多人被烫伤后都担心会留下疤痕，如果皮肤的真皮层细胞受损就会留痕，而一般的烫伤受损的只是表皮细胞，细心护理是不会留下疤痕的。

烧烫伤，大葱叶抹一抹好的快

小偏方

将大葱叶子从中间剥开，用有汁液的那面涂抹伤处，然后再取几片葱叶，汁液面朝内贴在伤口上，用纱布固定即可。

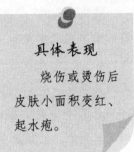

具体表现

烧伤或烫伤后皮肤小面积变红、起水疱。

贴心小故事

有一天晚上，我刚吃完晚饭准备收拾，就听一阵急促的敲门声，门外有人喊："刘大夫，在家吗？"同时还伴有小孩的啼哭声。我忙打开门，只见楼下的小张抱着正在哭的儿子，一脸焦虑的样子。

原来，小张一家刚刚在吃饭的时候，刚刚两岁的淘淘不小心把汤碗推翻，烫到了手背，好在面积不大，我看了一下，只有大人拇指指甲大的红肿，但是小孩皮肤嫩，家长害怕会起疱，留下伤疤。

我查看伤势后，就到厨房拿了一棵葱出来，小张很疑惑地问："这是要干嘛？"

我一边把葱叶剥开，一边说："这可是治疗烫伤的好东西，《本草纲目》里就有这样的记载，大葱可'散乳痈，利耳鸣，涂制犬毒'，另外，《中国食疗学》里面也把葱当做是一种食药兼备的物品，'葱，祛风发表、通阳发汗、宣肺健胃、解毒消肿'。由于葱的这些特质，非常适合家居急救用。"

我把葱的黏液抹在淘淘的手背上，又贴了一截葱叶在上面，用纱布仔细包起来。接着说："被开水烫后，皮肤受到严重刺激，血管爆破，组织液渗出，所以会产生红肿、水疱等现象。而葱的黏液中含有一定的葱辣素，能修复血管，促进血液循环，并能够杀菌抑菌，抑制痢疾杆菌、白喉杆菌、葡萄球菌及链球菌等，从而避免了由于烫伤所导致的细菌感染。烫伤最怕感染，我们的皮肤有自我修复能力，如果不感染，过段时间皮肤就修复好了，不会产生严重后果，也不会留疤。而如果感染了，就会产生发烧、痉挛等各种后遗症。所以及时治疗、杀菌很重要。"

小张连连称是，还说幸亏有我帮孩子处理。我笑笑说："孩子烫伤不严重，所以这个小偏方就能解决了。另外，如果我们不小心喝下了太烫的汤水，可以马上嚼几口葱叶咽下，就不用担心食管被烫伤导致的发炎等问题了。别看大葱很普通，用处可是很多呢。"

说话间，淘淘早就止住了哭泣，显然手背已经不疼痛了，趁我们不留意，还把玩起了放在旁边的大葱。

注意　此方只适合小面积、不严重的烫伤，如果有大面积烧烫伤，应及时就医。

"热萝卜"擦一擦，冻伤不见了

小偏方

把一个大萝卜切成厚片，放在火上烤热，待温度适宜的时候用萝卜片擦冻伤处。

贴心小故事

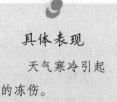

具体表现

天气寒冷引起的冻伤。

过年期间，走家串户，非常热闹。这不，今天有个同事来我家拜年，刚开门，同事潇潇就热情地对我喊道："新年快乐！"，我也对她表示祝福。与潇潇同行的还有一个小姑娘，约莫5岁的样子，像个粉团儿，煞是可爱，原来是潇潇的宝贝闺女。

进门后，我发现小姑娘苗苗的两只耳朵肿的很大，耳廓边缘鲜红，带点青紫，也许还有点痒，苗苗时不时就用手去挠。

我问潇潇她女儿这是怎么了？一听我的问话，潇潇苦着脸说道："这不天气冷么，前两天也没来得及给她戴上耳罩，耳朵就冻伤了，肿起来了，别提有多心疼了。不知道涂点冻伤膏管用吗？"

我直埋怨潇潇的粗心，害得孩子受罪，说道："这耳朵呀，在冬天是最容易冻伤的，因为耳朵的皮肤薄，皮下组织少，缺少脂肪的保护，加上耳廓的血管表浅，一遇到寒冷刺激，耳朵处的血管就容易发生缺血缺氧，导致冻伤。如果不好好护理的话，会造成耳朵缺损导致畸形。"

一听我的话，潇潇也急了，"那我应该怎么办？"问完，心疼地看着女儿。

"我这有萝卜，我给你用萝卜片烤热后擦擦耳朵。"说完，我进厨房忙乎去了。

一会，"烤萝卜片"做好了，温度适宜后，我开始给苗苗用适宜力度擦拭耳朵，一边对潇潇说："你在家就用这方法给她擦耳朵，因为冻疮是因为有瘀血才会红肿的，所以只有通过活血化瘀，化滞消肿才能治好冻疮，而萝卜性温，烤热后，药性活跃，用来擦拭冻疮可以促进局部的血液循环，起到活血化瘀的作用。在民间，用这种方法来治疗冻疮是非常有效的。你多给她吃一些羊肉、生姜等温经散寒的时候，可以起到御寒作用。"

潇潇连连点头答应。离开我家的时候，我还打趣道："在广东那边，长冻疮又叫'生萝卜仔'，而他们用来治疗冻疮的方法就是用萝卜片烤热，或者用萝卜煮水来擦拭或泡患处，还真是奇妙呀。"

一个星期后，潇潇告诉我，用了我告诉她的"土"方法，在没有用冻疮药的情况下，苗苗耳朵处的冻伤好了。

注意　如果冻疮溃烂甚至有软骨暴露时，应上医院救治。另外，有人从室外到室内，喜欢用热毛巾立刻敷冻疮处，这种做法是非常错误的。因为冻疮处温度还很低，神经末梢敏感度很低，对温度不敏感，如果立刻用热毛巾来敷的话，会引起血管痉挛而造成局部坏死，应该先让冻疮处的温度慢慢恢复，也不能用力揉搓患处，这样会引起血液循环障碍。

"破伤风"，快点请出"蟾蝎丸"

小偏方

将 5 克蟾酥研成粉末，加入少许白酒调成糊状；将 16 克干全蝎、15 克天麻小火翻炒片刻，研磨成粉末状；将蟾酥糊与干全蝎粉、天麻粉混合搅拌，搓成黄豆大小的药丸。每天 2 丸，连服 3 日，以粮食酿造的白酒送服。

具体表现

外伤感染后，烦躁、易怒，继而牙关紧闭、痉挛、肌肉强直。

贴心小故事

在我的诊所中得到救治的人越来越多，我常常被病人邀请讲解一些中草药的知识。有一天，我带着几个热衷于此的病人和诊所中的护士，驱车到附近的山中，想让他们认识一些中草药，并进行新鲜草药的采集工作。

大家兴致都很高，忽然有个姑娘"呀"的一声尖叫，原来是一不留神被草丛中的一截铁丝给划破了手指。我看那铁丝锈迹斑斑，姑娘的手指伤口不浅，并有鲜血冒出来，赶紧从随身携带的救急药箱中拿出 2 颗蟾蝎丸让她吞下去。

人们纷纷问我是怎么回事，我耐心解释道："被异物划伤、刺伤，很容易得破伤风。破伤风杆菌普遍存在于大自然和我们生活中，这种病菌通过伤口侵入人体。破伤风杆菌能分泌两种对人体有极大毒性的物质，可以破坏神经组织，一旦发病，就会导致痉挛、肌肉强直，甚至死亡。所以，我们不能忽略任何一个小伤口，尤其是被不干净的东西刺破、划破皮肤后，更应该及时处理。"

"破伤风我也听说过，好像是挺可怕的。"受伤的姑娘说。

"对，"我接着说："很多人想象不到一个小伤口竟然能带来那么严重的后果，往往忽视掉，结果就是丢了性命。不过不用紧张，破伤风有潜伏期，不会立刻发病，而且我已经给你吃了蟾蝎丸。蟾蝎丸是由蟾酥、干全蝎、天麻等制成的，蟾酥有缓解收缩，舒缓心脏，平稳呼吸的作用，干全蝎能够清热解毒，中西医都对其有所研究，有确切的实验结果显示，其对破伤风有很好的治疗作用。"

"看来我们到野外游玩，应该把这个药随身携带呀。"

"不管外出多久，如果当天就能返回，倒也不要紧，回去后可以打破伤风疫苗，但如果外出时间长，医疗条件不允许，这个药很有可能救人一命。"

注意 受伤后，如医疗条件允许，应及时到医院咨询医生。如已有破伤风的发病症状，可以遵医嘱服用此药。

跌伤别担心，"敷三七叶"就能治

小偏方

将三七叶子数片捣烂，用面粉和白酒调匀，敷在伤处，连敷 5 日。

具体表现

跌打导致的瘀血、肿痛、扭伤、拉伤等。

贴心小故事

听说我的朋友老徐在公园里跳广场舞的时候扭了腰，我抽出时间去她家拜访，顺便带了一盆前段时间从山里挖回来的三七。

一进门，老徐就打趣我："老刘呀，你还真是，别人探病带鲜花，你倒是新颖，给我带了一盆草，哈哈哈。"

我看她精神不错，放心不少，把三七放在地上，说："我这可不是草，我这是给你带来了一名不说话的跌打医生。"我边说边坐下来，撩起她的衣服查看一下伤的怎么样。只见左腰红肿，她一直歪着身子，不敢坐直，说是一动就痛。

我说："看样子扭伤了，但是应该不太严重，你有没有去医院拍个 X 线摄片检查一下？"

老徐说："检查了，医生说骨头什么的都没问题，给开了点消炎药，让我多休息。唉，你知道我有老胃病，最害怕吃这药，这些消炎药多多少少刺激胃，我连吃2天，估计胃病就要犯了。"

"我还能不知道你这个老毛病？"我说："所以我给你带来了'跌打医生'啊。这三七的叶子治疗跌打损伤最好用了。这三七是李时珍眼里的'金不换'，他还在《本草纲目》里记载'此乃阳明厥阴血分之药，故能治一切血病，南人军中用为金创要药，云有奇功'。大体意思就是说三七叶能够活血化瘀，消炎止痛，对跌打损伤非常有效果。现代研究发现，三七叶之所以有这么神奇的功效，是因为其含有一种特殊物质——三七叶总皂苷，其对人体的神经系统能够有效缓解，因此具有强力的镇痛和镇静的作用，另外三七还含有能够杀菌抗感染的物质，所以对外伤有奇效。"

说着，我就摘了几片三七叶，用面粉和白酒调成糊糊，给老徐涂抹伤口处。过了几分钟，老徐说："一涂感觉凉凉的，现在还真是挺舒服。我儿子打篮球时不时扭伤脚踝手腕，用三七叶也可以吧？"

"当然可以了，只要连续敷几天，就能够治愈。"

过了3天，老徐给我打电话，说腰基本已经好了，通过她的宣传，左邻右舍也纷纷在阳台上养起了三七。

注意 跌打损伤后，一定要到专门的医院去做检查，三七只能针对肌肉和皮肤的损伤起作用，而对骨伤没有疗效，切勿疏忽大意。

小伤口别紧张，"大蒜内膜"来当"创可贴"

小偏方

将大蒜剥开，取紧包蒜瓣的那层透明内膜，贴在受伤处即可。

贴心小故事

女儿芳芳正是好动的年龄，一到假期就跟小

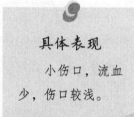

具体表现

小伤口，流血少，伤口较浅。

朋友们玩得不亦乐乎。这天，芳芳的朋友小桃来家里玩。忽然听到小桃哇哇大哭，我忙从书房出来，发现她正举着流血的小手指哭，芳芳在旁边不知所措。

我一边安慰她，一边查看了伤口，原来是不小心被纸划破了，伤口不大，但是孩子很害怕。我对她说："不要怕，阿姨给你变个小魔术。"说着，我到厨房剥好一片大蒜膜，然后贴在小桃的手指上。

小桃说："这个臭臭的，为什么拿这个贴？"

我抚摸着她的头，回答说："因为这个大蒜内膜就是最环保的创可贴，对付你这种小伤口最有用了。别看大蒜的味道有点难闻，可它所含的硫化合物是伤口的克星，具有杀灭细菌，消炎抗感染的作用。我们受伤后，就会有很多细菌想要通过伤口进入体内捣乱，让伤口不容易好，严重时还会发炎，从而引起发烧、精神不振等症状，但是大蒜内膜中所含有的特殊物质对很多种细菌都有抵抗作用。受伤了贴上这个，就相当于给伤口配了一名尽职尽责的保安，把各种球菌、杆菌、病毒和真菌都挡在了外面，这些细菌进不到我们的身体，我们就不会生病啦，小伤口也就不要紧了。"

小桃盯着贴了大蒜膜的手指说："可是平时我受伤，我妈妈都是给我贴创可贴。"

"虽然贴创可贴也可以，"我继续解释："但是创可贴可没有大蒜内膜的某些优点。现在是夏天，创可贴为了防水，往往不够透气，整天贴着，皮肤都不能呼吸啦，这样一来就给皮肤带来了二次伤害。大蒜内膜不仅有卓越的消炎杀菌功效，而且你看，它又软又薄，非常透气，贴在皮肤上，皮肤照样呼吸，比创可贴用起来要舒服一些。你看，现在手指都不流血了，只要贴一天，你的小伤口就能够慢慢愈合了，如果贴不透气的创可贴，可是要好几天才能愈合呢。"

小桃听了我的话，放心地点点头，又开开心心地跟芳芳去玩了。

注意 伤口比较大比较深时，应先消毒，再做相应处理，此偏方只适合较小的伤口。

蚊虫叮咬，六神+食醋一抹立见效

小偏方

食醋少许、六神花露水少许，调匀，涂抹患处，每日数次。

具体表现

蚊虫叮咬后，红肿、刺痒等。

贴心小故事

夏天的傍晚，我们在小区的花园里摆了一张麻将桌，大家边打麻将边聊天，十分惬意。唯独老张，过了没一会儿就嚷嚷要回家，原来，他天生容易招蚊虫叮咬，出来才半个多小时，大腿上、胳膊上就被叮了好几个包。我看了看，他身上还有几个以前被叮咬的包，都被抓烂了。

我问老张："你被蚊子咬了之后都是怎么处理啊？"

老张说："那还能怎么处理，蚊子咬几口也没什么大碍，痒了就挠挠。"

我说："你看，这包被你抓得都流脓了，还有这些深深浅浅的印子，估计是之前抓得厉害留的疤痕吧。"

老张说："是啊，我皮肤不好，容易留疤。"

我说："你还真别小瞧这蚊虫叮咬，虽然看着不起眼，但是抓挠后容易破坏皮肤组织，淋巴液、组织液就会随着抓挠的伤口渗出，可能会引发感染和炎症。尤其是家里有小孩的，更要注意，蚊虫叮咬后乱抓挠，还可能引发丘疹性荨麻疹，那可就难治了，非常麻烦。"

"蚊子咬两口也这么麻烦呀？"一起打麻将的李大妈说："那蚊子咬了痒的难受，不抓也受不了啊。"

我说："我倒是有个偏方，下次再被蚊子咬了，你们可以将食醋和六神花露水调和均匀，抹在被咬的地方，止痒特别快，还没有副作用。这小方子虽然简单，但是却极有科学道理，六神花露水中有一种叫做伊默宁的成分，这种成分可以影响蚊子的意识，具有驱蚊防叮咬的作用，而食醋中的酸性物质可以中和蚊虫叮咬后留在人体内的碱性毒素，相当于给皮肤解了毒，所以刺痒感就会降低。不痒了也就不用挠了，这样就从根本上杜绝了由于抓伤导致的感染和炎症。这小偏方又方便又便宜，何不试试，非要忍受痛痒的苦恼呢？"

大家听了纷纷称是，老张也赶紧回家去找食醋和六神花露水。过了没一会，老张又回来了，哈哈笑着说："老刘这方子果然管用，抹上才一会儿，就不痒了。"

注意 花露水具有一定的刺激性，给小孩用的时候应该先稀释。食醋最好选用白醋，以免色素沉着，影响肤色。

"醋泡透骨草"，治疗"足跟骨刺"疗效好

小偏方

将 50 克透骨草装在一个纱布包中，用 600 克白醋浸泡 2~3 天，将白醋和透骨草加热至 40 摄氏度左右，倒入洗脚盆中，以此泡脚。每天 1 次，坚持 1 个月。

贴心小故事

朋友马逸云从年轻的时候就非常爱美，喜欢穿高跟鞋。前段时间跟她一起逛街，她对我嚷嚷说脚后跟疼，而且最近疼得越来越厉害了，有时候感觉脚后跟莫名的发热，然后就是刺痛。我忙问她说："你有没有去拍个片子检查一下？"

她说："我没有摔跤也没有扭到，应该不用拍片子吧。"

我说："这可大意不得，我看你这症状有点像是足跟骨刺，这种病初期的

具体表现

足跟疼痛，有发热感，用手指按压足跟疼痛感加重。X 线透视检查可见骨刺症状。

时候就是疼痛，大意不得，随着骨刺的增长，有时候疼痛感反而会减轻，但这只是一个表面现象，骨刺越来越大，长到一定程度压迫血管神经，就会严重影响身体健康，因此而无法行走甚至瘫痪的可能性都是存在的，一定要尽早治疗。"

马逸云听了之后吓得不轻，赶紧让我陪她去做了一个X线检查，结果显示果然是足跟骨刺，但好在还不是很严重，骨刺处于初级阶段，暂时不需要手术治疗，医生给开了药，叮嘱她按时服用。

"不严重就好，我可以给你个小偏方，配合药物，效果更快。"我把醋泡透骨草的偏方详细地告诉了马逸云。

"你研究中医这么多年，我是非常相信你的。"她说："但是这个泡泡脚就能治疗骨刺，也太神奇了吧？"

我说："中医就是讲究全身调理，阴阳平衡，你这足跟骨刺与常年穿高跟鞋有关系，同时也表明了你的身体处于肾阳虚的状态，你最近是不是手脚容易冰冷，气血不畅？"

马逸云惊叹道："你都快成神医了，确实如此，这两年身体不如年轻时候那么好了，就算夏天也会觉得脚冷，办公室冷气开的足，我总要披着厚厚的外套。"

"这就对了，这都是肾阳虚的表现。醋泡透骨草泡脚，能够温中助阳，散寒健肾。同时，透骨草还能够舒筋活络，活血化瘀。用其泡脚，其药用成分能够有效渗透到肌肤里面去，扩张血管，促进血液循环，并能够对骨刺周边组织的营养进行改善，对你这种初期的骨刺具有消炎、镇痛、抑制生长、逐渐消除的作用。"

除此之外，我又教了她几个按摩的小方法，并叮嘱她注意选择舒适的鞋子，补充钙质等。一个月后，马逸云打电话给我，告诉我她去医院复查了，结果显示骨刺已基本消失了，她也摆脱了足跟疼痛的困扰。

注意 此方适合骨刺引起的足跟疼痛，但对关节炎、痛风等引起的足跟疼痛疗效甚微，应在医院确诊后再使用此方。

"铁角凤尾草"，巧妙应对虫蜇

小偏方

铁角凤尾草60克，捣烂成糊状，敷于被虫蜇咬的部位。

贴心小故事

有一年暑假，我和爱人带女儿芳芳去甘肃旅游。甘肃的夜色非常美，我们一家晚上来到公园，一边纳凉一边美景。但是，我们忽略了夏天的晚上是各种蜂虫出没的高峰期，芳芳"哎呦"叫了一声，说蚊子咬她了，说着就伸手去抓，我一看，小腿上一片红肿，不像是蚊子咬的，倒像是被毒虫蜇的。

我爱人说："蚊虫咬一下，应该不要紧，明天就好了。"

女儿却叫道："这跟别的蚊子咬的不一样，好疼呀，妈妈你快帮我想想办法。"

果然，被蜇咬的地方更加肿了，看来这虫子的毒性还不轻，我们正要去医院，忽然我看着旁边的草丛眼睛一亮，那不是铁角凤尾草吗？这可是对付虫蜇的好药材。

我忙走过去，采了两株，嚼烂敷在女儿的小腿上，并告诉她："不用怕，有了这个就没事了，我们多采几株，一会儿回酒店后再换一下，明天早上肿就能消了，不会影响我们游玩的。"

女儿遗传了我对中医研究的热情，追问我是怎么回事。我耐心地回答说："铁脚凤尾草性平凉，是清热解毒的中药，它有很多用处，可内服也可外敷。尤其是对毒虫蜇咬，有非常好的消除瘀血、红肿和排毒的作用。这种药很多年前古人就开始用了，效果非常好，虫子叮咬我们，会把毒液注入到我们的皮肤中，所以才会红肿，甚至出水疱，而铁角凤尾草敷上后，其解毒成分就

具体表现

蜜蜂、蚂蚁、虫子等蜇咬后，皮肤红肿、刺痛。

渗入到我们体内，中和掉虫蜇的毒液，同时又能够消毒、抗感染，很快就能解除掉虫蜇的威胁了。"

女儿听了放心地点点头，对中医的兴趣更加浓厚了，就连老公也夸我是百宝箱妈妈，什么问题都能解决。

注意 铁角凤尾草要新鲜的捣烂外敷效果最佳，一般中药店所售均是晒干的，见效比较缓慢，故虫蜇后尽量选择新鲜铁角凤尾草，如没有，应选择其他方法。

醉酒，快请"白萝卜"来解酒

小偏方

将白萝卜用料理机打成糊，滤除汁液，酒后服用。

贴心小故事

具体表现

酒后胃部灼烧，头脑不清，呕吐等症状。

我公公身体很好，但很爱喝酒，好在平时喝酒比较有节制，一般就是在家小酌。但有一次，公公几十年没见的战友聚会，他一时感触多，没有控制住，喝了不少酒。回家的时候一个劲儿说胡话，还嚷嚷着胃里难受。

我婆婆见了，又生气又心疼，让我快点去把冰箱里的白萝卜拿出来，榨成汁给公公喝。我知道婆婆生活经验丰富，她这样做一定是有道理的。

果然，白萝卜汁喝下去后，过了一会儿，公公就不嚷嚷头疼、胃灼烧了，慢慢地睡着了。这时候我才问婆婆说："妈，我爸喝醉了为什么你给他白萝卜汁喝？"

我婆婆说："别看你是个中医，有些偏方你也不懂呀，呵呵。这白萝卜呢是醒酒药，特别好用，以前你爸年轻的时候就爱喝酒，还容易喝醉，每次我都是用白萝卜榨成汁给他喝，效果特别好，能治醉酒后的头疼、胃里难受、头晕，还对呕吐有缓解效果。不过具体原因是什么，我还真不知道。"

我思索了一下，说："我以前真没留意过白萝卜。不过听您这么一说，我也有点明白了。白萝卜有丰富的淀粉酶，能够促进消化，滋养肠胃，白萝卜榨汁更容易消化。另外，白萝卜利尿的作用，我想，醉酒后喝白萝卜汁，能够加速酒精中的乙醇物质排泄，所以能够缓解胃部灼热的症状。另外，白萝卜含有丰富的维生素C，可以促进肝脏功能的恢复，分解乙醇对肝脏的伤害，降低酒精对人体的损伤。再者，白萝卜水分高，酒后吃白萝卜能够一定程度上稀释酒精的浓度，从而缓解宿醉带给人的头痛、恶心等症状。"

婆婆见我讲了一堆大道理，哈哈地笑着说："我只知道白萝卜解酒醒酒的效果好，还真不知道有这么多道理。不过我给你爸用这个法子解酒，确实屡试不爽，第二天早上起来，也很少听他念叨头痛。"

我暗暗想，可真是活到老学到老啊。

注意 白萝卜虽然有解酒醒脑的作用，但是不能完全清楚醉酒对身体产生的伤害。所以饮酒应适度。

轻微食物中毒，有了"杨梅烧酒"不用怕

小偏方

将新鲜的杨梅500克左右清洗干净，放于通风处晾干。将晾晒好的杨梅放入2升白酒中浸泡密封。白酒以60度为最佳，密封20天后可打开饮用。密封酿造时间越久，效果越好。

具体表现

由于吃入少量有毒食物造成的轻微中毒，如轻微恶心、腹泻等。

贴心小故事

我们一家人都喜欢吃豆角，豆角大量上市的时候经常买来烹饪。记得我刚刚结婚的时候，由于以前几乎没下过厨，对食物的烹饪没有什么研究。

有一天，我下班回家比较早，想给老公一个惊喜，就亲自下厨炒了几个菜，其中一个就是清炒豆角。老公回来后很高兴，虽然味道不怎么样，但我们两个还是吃的很开心。可是饭后没多久，老公就说觉得恶心，我也开始拉肚子。

正巧这时候邻居过来借东西，看我们这样子，忙问是不是吃了什么不干净的东西。我把情况一说，她说："是不是豆角没炒熟啊？豆角半生半熟，可是有毒的。"

"啊？"我和老公都吃了一惊，豆角确实有点夹生，吃的时候老公还打趣说别有风味呢，没想到豆角不熟还有毒。

邻居说："不过你们别着急，看样子也不严重，这样吧，你们去我家喝点杨梅烧酒，多喝点水，明天就好了。"

我疑惑地说："中毒了怎么还能喝酒呢？不会让毒素扩展的更快吗？"

邻居说："这不会，这个杨梅烧酒是很管用的，我奶奶还在的时候就经常喝这个，说这不仅能强身健体，还能治疗轻微的食物中毒。我试过，很有用。"

由于我是学中医的，对这种民间验方很是有兴趣尝试，所以听了她的话，没想到果然管用，没一会儿我跟老公的症状都减轻了。

第二天，身体康复的我忙查阅资料，看看是什么道理。后来发现《本草纲目》中记载说"杨梅涤肠胃，烧灰服，断下痢，可止渴、和五脏、除烦愤恶气"。也就是说杨梅有止泻、养护五脏的作用。后来我又查阅了一些资料，发现杨梅烧酒确实可以滋养脾胃，缓解食物中毒导致的不适，其独特清凉的口味对止恶心、止腹泻都有非常好的效果。

注意　对于食物中毒导致的轻微呕吐腹泻，杨梅烧酒有一定效果，但是如果症状严重，必须及时就医。